Peter Dicks

Laryngektomie

Logopädische Therapie bei Kehlkopflosigkeit

BWT
Basiswissen Therapie

Herausgeber: Jürgen Tesak

bereits in dieser Reihe erschienen:

- Hans Grassegger: **Phonetik/Phonologie**
- Egon Kayser: **Psychologie**
- Thomas Mathe: **Medizinische Soziologie und Sozialmedizin**
- Anja Schubert: **Dysarthrie**
- Gerald Schiller: **Psychiatrie**

Peter Dicks

Laryngektomie

Logopädische Therapie bei Kehlkopflosigkeit

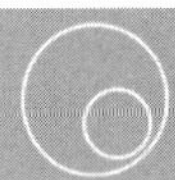

Das Gesundheitsforum

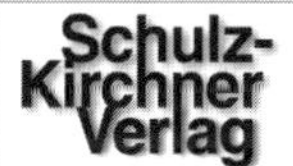

Bibliografische Information der Deutschen Nationalbibliothek

Die Deutsche Nationalbibliothek verzeichnet diese Publikation in der Deutschen Nationalbibliografie; detaillierte bibliografische Daten sind im Internet über http://dnb.d-nb.de abrufbar.

1. Auflage 2007
ISBN 978-3-8248-0519-8

Lektorat: Doris Zimmermann
Layout: Petra Jeck
Druck und Bindung: Rosch-Buch Druckerei GmbH, Scheßlitz
Printed in Germany

Inhaltsverzeichnis

VORWORT DES HERAUSGEBERS

Im vorliegenden BWT-Band „Laryngektomie – Logopädische Therapie bei Kehlkopflosigkeit“ legt Peter Dicks eine Arbeit vor, die auf jahrelanger Erfahrung in Therapie und Lehre fußt. Der Band ist durch Präzision im Detail, Betonung von Interdisziplinarität sowie ein ganzheitliches Herangehen an die Thematik gekennzeichnet. Ganz im Sinne der ICF gelingt es dem Autor, auch das komplexe Bild der Grunderkrankung Krebs und die damit zusammenhängenden Probleme darzustellen. Daran anschließend ergibt sich ein ebenso komplexes Bild logopädischen Handelns, das sich keineswegs auf Stimm- und Sprechübungen beschränkt. Beratung von Betroffenen und Angehörigen (auch bereits präoperativ), Einbezug und Koordination unterschiedlicher Disziplinen sowie technische Hilfestellungen und anderes mehr sind notwendig, um sinnvoll logopädisch handeln zu können.

Erarbeitungsfragen (plus Zielantworten), Lerntipps, didaktische Hinweise, Glossar sowie Darstellung von Therapiematerial qualifizieren den vorliegenden Band als hervorragende Grundlage für Ausbildung und Studium. Eine umfangreiche Literaturliste und relevante Internetadressen erleichtern den Zugang zu weiterführender Literatur und Materialien zum Thema Laryngektomie und die logopädische Therapie bei Kehlkopflosigkeit.

Prof. Dr. Jürgen Tesak
Herausgeber BWT

VORWORT DES AUTORS

Dieses Buch entstand aus der Beschäftigung mit dem Schicksal vieler durch diese schwere Erkrankung betroffener Menschen, die ich mit Rat, Tat und gemeinsamen Gefühlen ein Stück begleiten durfte. Es ist auch durch die vielen kreativen Fragen und Prozesse mit meinen SchülerInnen an den Logopädieschulen von Aachen, Düsseldorf und Köln angeregt worden. Ihnen allen, meiner ersten Lehrerin im Bereich Laryngektomie Frau Ute Mehring-Diedenhofen, Frau Helga Burgstaller-Gabriel für ein „geniales" erstes Behandlungskonzept, Frau Ulla Manter für mehr als Starthilfe und den nicht namentlich genannten Wegbegleitern, Kollegen und Freunden gilt mein herzlichster Dank für diese kraftvolle lebendige Arbeit, zusammen mit den Patienten und für sie eine neue Stimme und Lebensqualität zu erreichen. In der Zeit des Schreibens dieses Buches haben mir Herr Herdt, Frau Herrmann, Herr Horres und die Eheleute Knepperges, die alle selbst betroffen sind, in Köln und Aachen gezeigt, wie wichtig es ist, aktiv und mutig mit dieser Erkrankung umzugehen.
Im Besonderen möchte ich danken: dem Verlag Schulz-Kirchner mit Frau Schmidtmann, Frau Zimmermann und Herrn Prof. Tesak, der Firma Fahl Medizintechnik und Herrn Männert, dem Grafikdesigner Walter Korr der Uniklinik Aachen, dem Ehepaar Katrin und Oliver Goldschmidt für den ersten medizinischen Feinschliff und Herrn Prof. Schultz-Coulon für die intensive fachliche Endredaktion des gesamten Buches und seine unterstützenden persönlichen Worte, meiner kollegialen logopädischen Lektorin Dorothea Krischan, meinen Eltern für ihre Hilfe zur Berufswahl Logopädie und nicht zuletzt meiner Frau Petra, die mich nicht nur beim Schreiben dieses Buches mit ihrem ganzen Herzen und klugem Rat unterstützt hat.

Peter Dicks
Aachen, Mai 2007

Kontaktadresse:
Peter Dicks, Lehrlogopäde (dbl)
Schule für Logopädie der Uniklinik Aachen
Pauwelsstr. 30
52074 Aachen
pdicks@ukaachen.de

1 Einleitung und didaktische Konzeption

Einleitung

Die therapeutische Tätigkeit der Logopädin[1] mit dem kehlkopflosen Patienten[2] erfordert eine grundlegende theoretische wie praktische Annäherung an dieses komplexe Behandlungsgebiet. Infolge der **Laryngektomie** bleibt der Patient von einer veränderten Stimmgebung und Atmungsphysiologie zeitlebens betroffen und ist auf eine interdisziplinäre Rehabilitation angewiesen.

Laryngektomie (griech. = Kehlkopfentfernung, Abkürzung LE)

Die Inhalte des Buches können eigenständig erarbeitet werden, bedürfen aber der Begleitung durch theoretisch-praktischen Unterricht, wie er in der Logopädieausbildung mit ca. **80 Unterrichtseinheiten** vorgeschlagen wird (Springer, Zückner et al. 2005). Dazu gehören z.B. stimmtherapeutische Grundkenntnisse oder die Therapiedurchführung mit Patienten unter Supervision. In diesem Sinne ist das Buch als „begleitendes Unterrichtsskript" zu verstehen und aus diesem Grund stellenweise inhaltlich „komprimiert".

Den Kapiteln sind in der freien Randleiste (= Marginalienleiste) die wichtigsten Strukturpunkte, Zusammenfassungen, Verweise z.B. auf die Lernaufgaben etc. zugeordnet. Am Ende jedes Kapitels werden in der Rubrik *Lerntipps und Erarbeitungsfragen* Verständnisfragen zum theoretischen und praktischen Basiswissen (**Lösungen im Anhang 7.3**) zusammengestellt. Ich möchte Ihnen eine Erarbeitung des Basiswissens anhand von **10 Hauptlernblöcken** (s. 1.11) vorschlagen. Es sollen nun die Inhalte und Lernziele sowie die zugeordneten Kapitel skizziert werden.

Empfohlene Lernblöcke 1-10: Inhalte, Struktur, Lernziele

1.1 Rehabilitationsweg im Überblick

Hierzu finden Sie im gesamten Kapitel 3 die Grundlageninformationen über den Weg des Patienten durch die Rehabilitation mit den wichtigsten Zuständigkeiten der professionellen Helfer wie z.B. dem Sozialdienst, dem Pflegepersonal und vor allem der Logopädin. Zur Einführung lesen Sie zunächst **Kapitel 3.1** und **3.5**. Sie erhalten damit einen schnellen Überblick über das Thema. Auf die eventuell zu vertiefenden Kenntnisse der medizinischen Grundlagen in **Kapitel 2** und **3.4** zu den Funktionsveränderungen wird verwiesen.

Übersicht Rehabilitationsverlauf 3.1

1 Die Bezeichnung Logopädin wurde durchgehend gewählt, weil dies der Realität des Frauenanteils in der logopädischen Praxis entspricht.

2 Ebenso soll im Folgenden von Patienten gesprochen werden, da ca. 90% der kehlkopflosen Patienten Männer sind.

1.2 Anatomisch-funktionelle Veränderungen

In **Kapitel 3.4.1** finden Sie Erläuterungen dazu, wie sich Körperfunktionen nach Entfernen des Kehlkopfes verändern. Dies ist von zentraler Bedeutung, um die Probleme des Patienten und der Angehörigen zu verstehen und um auf Fragen vorbereitet zu sein, wie sie z.B. im Gespräch vor der Entscheidung zur Operation gestellt werden (Präoperatives Gespräch 6.3).

1.3 Erfordernisse an Hilfsmitteln – Kompensationsmöglichkeiten („Erstausstattungsset“)

Aus den in 3.4.1 beschriebenen Veränderungen ergeben sich mögliche Kompensationsmechanismen und nötige Hilfsmittel, die nun in **3.4.2** vorgestellt werden, z.B. atmet der kehlkopflose Patient bleibend durch eine Öffnung am Hals, die mit Schutz- und Luftfiltertüchern versorgt werden muss. Den Patienten in der Handhabung der benötigten Hilfsmittel zu betreuen, ist primäre Aufgabe des medizinischen Personals und der Produktberater der Hilfsmittelfirmen, aber auch die Logopädin sollte ihn in Grundzügen beraten und anleiten können. Das Erstausstattungsset versorgt den Patienten bei Entlassung aus dem Krankenhaus mit den wichtigsten Hilfsmitteln wie z.B. einem Absauggerät.

1.4 Stimmrehabilitation – Genereller Ablauf, Funktionsweisen der Ersatzstimmtechniken und deren methodische Erarbeitung

5.1.2 Rahmenplan als „Landkarte“ der logopädischen Therapie

Das **zentrale Kapitel 5** erläutert alle Bereiche der Stimmrehabilitation und lässt sich immer wieder durch den **Rahmenplan in Kap. 5.1.2** koordinieren. Viele Grundlagenkenntnisse können in den assoziierten Bereichen (z.B. Atmung, Tonus) aus der Behandlung von Stimmstörungen (Dysphonien) abgeleitet werden.

1.5 Vergleich der Stimmrehabilitationsarten

Um das Wissen zu den verschiedenen Stimmrehabilitationsarten Ö-Stimme, Shunt-Ventil und elektronische Sprechhilfe zu integrieren, sollten Sie sich nach Erarbeitung von Kapitel 5 als „Lernendkontrolle" die Vor- und Nachteile der einzelnen Methoden bewusst machen. In **Kapitel 5.12** finden Sie als Lösung dieses Lernschrittes eine Tabelle vorgestellt.

1.6 Zuständigkeiten der medizinisch-sozialen Rehabilitation

Die Kenntnisse aus Kapitel 3.1 und 3.2 zur medizinisch-sozialen Rehabilitation finden Sie im **Kapitel 3.3** in der Tabelle „Interdisziplinäre Betreuung" zusammengefasst. Sie können Ihr Detailwissen anhand dieser Tabelle zu den wichtigsten Stichpunkten rekapitulieren.

1.7 Das präoperative Gespräch

Kapitel 6.3 beschreibt die Erfordernisse des präoperativen Gesprächs. Sie sollten dies in Rollenspielen trainieren und sich vorbereitend mit den Inhalten und Gesprächstechniken der Beratung vertraut machen. Das präoperative Gespräch fasst auf einer höheren Stufe das bisher Erlernte zusammen.

1.8 Erste Therapiestunde

Durch die eigenständige Planung einer prototypischen ersten Therapieeinheit (**Lösung Kap. 5.1.5**) machen Sie sich die Erfordernisse der logopädischen Therapie bewusst, die die Aspekte der Beratung, des Hilfsmittelmanagements und der Stimmtherapie integriert.

1.9 Befund

Über die Beschreibung wichtiger Inhalte von Anamnese und Befunderhebung und die Anwendung des Befundbogens (z.B. OP-Bericht lesen, Patientengespräch mit anamnestischen Fragen, **s. 4.1, 4.2**) werden Ihnen Therapieschwerpunkte und Methoden der logopädischen Therapie verdeutlicht.

1.10 Auseinandersetzung mit dem Thema Krebs – Fallbeispiele

Ihr persönliches Wissen, Ihre Gefühle und Haltungen zum Thema Kehlkopflosigkeit und Krebs (**s. Kap. 6**) gehören unbedingt zur Auseinandersetzung mit diesem komplexen logopädischen Arbeitsgebiet dazu. Nutzen Sie Texte und Filme sowie Gespräche mit Patienten und Angehörigen z.B. in der Selbsthilfegruppe, führen Sie Gespräche mit Freunden und Kollegen und begleiten Sie Ihre Berufstätigkeit mit kollegialer oder Einzelsupervision.

1.11 Übersicht Lernabfolge in Blöcken

1. Rehabilitationsweg im Überblick
2. Anatomisch-funktionelle Veränderungen
3. Erfordernisse an Hilfsmitteln – Kompensationsmöglichkeiten („Erstausstattungsset“)
4. Stimmrehabilitation – Genereller Ablauf, Funktionsweisen der Ersatzstimmtechniken und deren methodische Erarbeitung
5. Vergleich der Stimmrehabilitationsarten
6. Zuständigkeiten der medizinisch-sozialen Rehabilitation
7. Das präoperative Gespräch
8. Erste Therapiestunde
9. Befund
10. Auseinandersetzung mit dem Thema Krebs

2 Medizinische Grundlagen

2.1 Tumore im Larynx- und Pharynxbereich

2.1.1 Ätiologie und Epidemiologie

Ursache für die Notwendigkeit der Laryngektomie ist in den meisten Fällen eine bösartige Tumorerkrankung (Krebserkrankung) des Larynx- oder Hypopharynxbereiches. 2-3% der Gesamtzahl aller Karzinomerkrankungen von Männern in Deutschland fallen in jenen Bereich (Frauen 0,3%). Im HNO-Bereich gehören sie zu den häufigsten malignen Neubildungen mit steigender Tendenz in den letzten Jahren und zunehmender Anzahl betroffener Frauen (Kürvers in Grohnfeldt 2001; Dünne, Werner 2005). In 50% der Fälle handelt es sich um Stimmlippenkarzinome. Durch die Einrichtung eines übergreifenden bundesweiten Krebsregisters im Jahre 2005 wird es sicherlich zu einer genaueren Erfassung der Verteilung und auch der Ursachen der Krebserkrankungen im HNO-Bereich kommen (s. Anhang 7.4).

Indikationen

- Tumore meist Karzinome von Larynx, Schilddrüse, Trachea
- Hypopharynxkarzinome
- seltener auch Ösophaguskarzinome, traumatische Schädigungen (Verätzungen, Verletzungen)
- Tumorrezidive und funktionelle Misserfolge nach Kehlkopfteilresektionen
- Schädigungen nach Strahlentherapie

2.500-3.000 Laryngektomien pro Jahr in Deutschland

In Deutschland werden jährlich etwa 2.500-3.000 Laryngektomien (vgl. Schiefer, Hagen 2000; Kürvers 1997) durchgeführt, d.h. von 100.000 Einwohnern erkranken 4-6 Personen jährlich (Friedrich 2000; Kürvers in Grohnfeldt 2001). Während der Kehlkopfkrebs vor 100 Jahren eine eher seltene Erkrankung war, ist insgesamt eine Zunahme von bösartigen Kehlkopferkrankungen zu beobachten (höhere Lebenserwartung). Seit den 90er-Jahren ist ein leichter Rückgang an Neuerkrankungen zu beobachten (Motzko 2004). Insgesamt leben in Deutschland heute ca. 21.000 kehlkopflose Patienten (Schiefer, Hagen 2000). Vermehrt werden jedoch auch kehlkopferhaltende Operationen (wie Kehlkopfteilresektionen oder Laserchirurgie) mit unterschiedlichem Erfolg (Stimm- und Schluckprobleme) durchgeführt, weil sich verbesserte frühdiagnostische Methoden entwickelt haben. Nicht jede Diagnose Kehlkopfkrebs ist somit gleichbedeutend mit einer Kehlkopfentfernung. Die meisten Patienten erkranken zwischen dem 50.-70. Lebensjahr, insgesamt gesehen sinkt je-

Durchschnittsalter 50-70 Jahre bei Auftreten der Erkrankung (= Altersgipfel)

10-20% Frauen

doch das Durchschnittsalter. Der Anteil der Frauen liegt etwa bei 10-20%. Infolge steigenden Nikotinkonsums nimmt auch der Anteil der Frauen zu. Soziologisch gesehen findet sich eine Häufung von Personen aus der Arbeiterschicht.

Als Ursachen für die Krebserkrankungen, die zu einer Kehlkopfteilresektion oder Laryngektomie führen, werden folgende Faktoren angegeben:

- Nikotin (88-98% aller kehlkopflosen Patienten sind Raucher gewesen)
- Alkohol
- Noxen (Schadstoffe), wie z.B. Asbest, Chrom, Uran, Lösungsmittel, Abgase, Stäube (gefährdete Berufsgruppen: z.B. Schlosser, Schweißer, Isolierer, Maler, Lackierer, Gastwirte, vgl. Kürvers 1997)
- Chronische Infekte der laryngealen Schleimhaut (Refluxerkrankungen, Präkanzerosen wie Leukoplakien, chronische Dysphonien)
- Mangelernährung

Insgesamt weist vieles darauf hin, dass in Verbindung mit Alkohol- und Nikotinmissbrauch andere Wirkfaktoren wie z.B. Vitaminmangel oder Schadstoffexposition das Krebsrisiko deutlich erhöhen.

2.1.2 Lokalisation, Beschwerden und Prognose

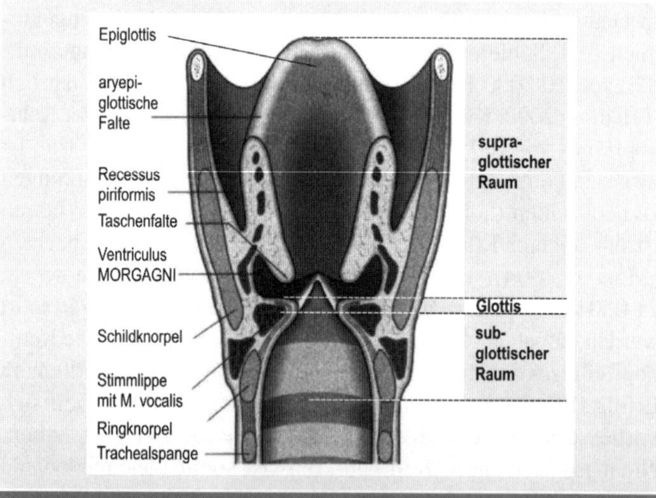

Abb. 2.1: Kehlkopfinneres mit Raumeinteilung (nach Boenninghaus 2000)

In der überwiegenden Zahl der Fälle ist die Ursache der Entfernung des Kehlkopfes das Auftreten eines bösartigen Tumors (Karzinom) des Larynx und Hypopharynx. Histologisch gesehen handelt es sich in 90-95% der Fälle um verhornte oder nicht-verhornende Plattenepithelkarzinome (Bonkowsky 2003). Unbehandelt führen diese Karzinome i.d.R. spätestens zwei Jahre nach Manifestierung der Krebsgeschwulst zum Tod.
Die Klassifikation der Karzinome erfolgt nach der anatomischen Zone ihrer Lage und dem Grad der Ausdehnung durch das TNM-System (siehe 2.1.3). Die Lage und Lokalisation bestimmen die auftretenden Beschwerden, den Metastasierungsweg, das operative Vorgehen und die Prognose der Erkrankung. Neben dem Primärtumor können typischerweise Lymphknotenmetastasen und/oder Fernmetastasen auftreten. Die meisten Rezidive treten in 80% der Fälle (Glunz 2004) innerhalb der ersten zwei Jahre auf. Der Weg der Metastasierung geht bei dieser Krebsart über die Lymphgefäße des Halses. Fernmetastasen treten eher seltener auf (Kleinsasser 1987). Diese sind zunächst in der Lungenregion wahrscheinlich, seltener in der Leber, den Knochen, der Haut oder im Herzen (Kürvers 1997).

Merke: *Alle in der u.a. Tabelle angegebenen Symptome sollten bei längerem Andauern als 3 Wochen zum Anlass genommen werden, sich beim Facharzt gründlich untersuchen zu lassen.*

Lokalisation	Bezirke	Auftretenshäufigkeit bei Larynxkarzinomen	Symptome	Prognose in Gesamt-5-Jahres-Überlebensrate
Glottisches Karzinom	Stimmlippen, vordere Kommissur, Hinterwand	60%	Stimmstörung, Heiserkeit	90% bei T1-T2-Karzinomen
Supraglottisches Karzinom	Epiglottis, Taschenfalten, Arytaenoidregion	35-40%	Druckgefühl, Schluckbeschwerden, Räusperzwang	50-60%
Subglottisches Karzinom	k.A.	1-5%	Atemnot (Dyspnoe)	35-60%
Hypopharynxkarzinom	Hypopharynxhinterwand, Postkrikoid, Sinus piriformis	k.A.	Schluckbeschwerden, Kloßgefühl, Ohrenschmerzen	15-30%

Tab. 2.1: Übersicht Larynx und Hypopharynxkarzinome (nach Kürvers 1997; Bonkowsky 2003; Motzko 2004)

2.1.3 TNM-Klassifikation

Mithilfe der klinischen Untersuchungen, Laryngoskopien, Endoskopien bzw. bildgebender Verfahren, im Rahmen eines „Stagings“ kann der Tumor klassifiziert werden. Die international gebräuchliche Klassifizierungsvorschrift ist das TNM-System der Union Internationale contre le cancer (UICC) der WHO (UICC 1979).

T1-T4	Tumor – Ausdehnung des Primärtumors
N0-N3	Nodulus – Zustand/Befall der regionären Lymphknoten
M0, M1	Metastasen – Fehlen oder Vorhandensein von Fernmetastasen
G	Grad der histologischen Differenzierung, das sogenannte „grading" (G1-G4)
C	Certainty-Grad der Zuverlässigkeit der Diagnostik

Durch das Hinzufügen von Ziffern werden die Größe und Ausdehnung der malignen Geschwulst angezeigt. Die Methoden der chirurgischen Therapie der Larynx- und Hypopharynxkarzinome richten sich nach der Lokalisation und der Ausdehnung, dem TNM-Stadium des Karzinoms. Mithilfe des Systems lassen sich zudem Behandlungserfolge, Prognosen und Überlebensraten statistisch ermitteln und in ärztlichen Berichten vergleichbar dokumentieren.

2.2 Medizinische Behandlungsmethoden

2.2.1 Kehlkopferhaltende Operationen

Die Verbesserung der Operationstechniken insbesondere durch Lasertechniken und die Verbesserung der Früherkennung bei gut- und bösartigen Tumoren im Larynx- und Hypopharynxbereich haben zur Erweiterung der chirurgischen Möglichkeiten geführt, den Kehlkopf zu erhalten. Diese verschiedenen Verfahren werden hier nicht beschrieben (sehr detaillierte Informationen bei Motzko et al. 2004). Es müssen nach den Eingriffen stimmliche Möglichkeiten wiederhergestellt und optimiert werden bzw. Ersatzphonation auf supraglottischer Ebene oder per Taschenfaltenstimmgebung genutzt werden. Bei der supraglottischen (horizontalen) Teilresektion, die auch den Kehldeckel mit einbezieht, kommt es auch zu Schluckstörungen (Dysphagien). Bleiben die Schluckprobleme trotz logopädischer Therapie (Haltungsmanöver, Schlucktechniken, diätetische Maßnahmen) bestehen, erfolgt oft die Laryngektomie.

2.2.2 Die Laryngektomie

Definition LE

Die Laryngektomie ist die operative Entfernung des Larynx (Kehlkopf) vom Zungengrund bis zur Trachea. Die Indikation zur Laryngektomie besteht, wenn die Kehlkopfteilresektion nicht mehr möglich oder sinnvoll ist.

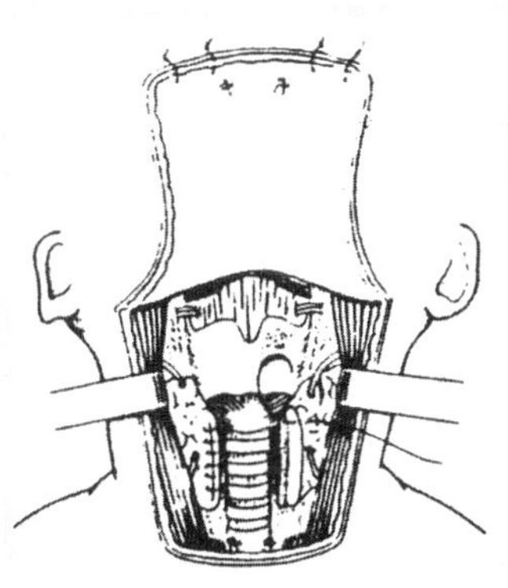

1. Schürzenlappenschnitt, Kehlkopf und Trachea dargestellt

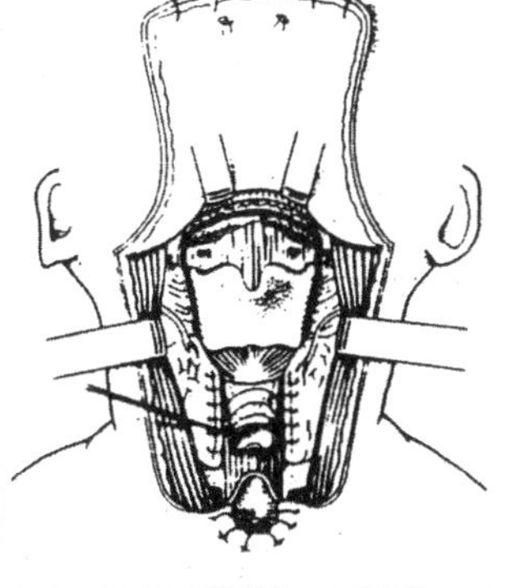

2. Absetzen des Kehlkopfes und Anlegen des Tracheostomas

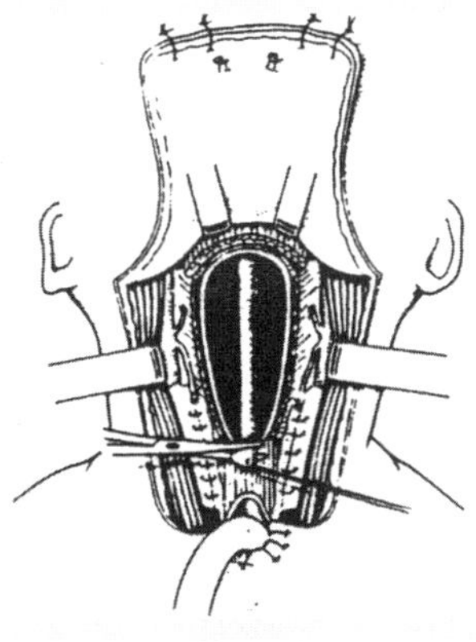

3. Nährsonde eingelegt, Intubation durch das Tracheostoma, Pharynxnaht

Abb. 2.2: Ausschnitte des OP-Verlaufes (nach Kleinsasser in Kürvers 1997)

Operationsverlauf

In einer in der Regel 4- bis 6-stündigen Operation werden der Kehlkopf, das Zungenbein, gegebenenfalls Teile der Schilddrüse und die prälaryngealen Muskeln entfernt. Eine Ausräumung der Halsweichteile (Neck dissection) wird bei bereits betroffenen Lymphknoten des Halsbereiches oder zur Verhinderung der Metastasierung derselben meist mit durchgeführt. Die Operation führt zu einer bleibenden Trennung des Atem- und Speiseweges und erfordert somit die Anlage eines dauerhaften Tracheostomas (Halsatmungsöffnung) oberhalb des Brustbeins. Die Stomaanlage geschieht im Rahmen der OP durch Einnähen der Trachealknorpelspangen mit dem unteren Hautrand. Der Patient wird intubiert und erhält eine transnasale Nährsonde. Die Rachenhinterwand (Pharynx) wird durch eine operative Naht vom Luftweg getrennt. Danach wird der untere Teil des Schürzenlappens (Form des Hautschnittes nach Kleinsasser 1987) mit der Trachea verbunden. Zur Verbesserung der stimmrehabilitativen Möglichkeiten wird von den meisten Autoren zu einer intraoperativen Myotomie/Neurektomie des Musculus cricopharyngeus und evtl. der unteren bis mittleren Pharynxmuskulatur geraten. Diese können auch sekundär in einem späteren Eingriff, ebenso wie Botulininjek-

Dauerhafte Anlage einer Halsatmungsöffnung (Tracheostoma)

tionen, zur Verbesserung der Stimmgebung am stimmgebenden PE-Segment (s. Glossar) durchgeführt werden. Der Einsatz eines Shunt-Ventils (s. 5.9) wird von den meisten Operateuren direkt bei der Laryngektomie durchgeführt.

Postoperative Versorgung

Der kehlkopflose Patient wird zunächst intensivmedizinisch in der Regel 1-2 Tage betreut, bis er auf die „Normalstation" der HNO-Klinik verlegt wird. Das Fachpersonal der Pflege kümmert sich intensiv u.a. um die Versorgung der Atemwege (Absauggerät, Inhaliergerät, Stomapflege, Kanülenwechsel), die Wundversorgung (Drainagen, Druckverband) und die Mobilisation. Die Wundheilung wird durch die Anlage eines großflächigen Druckverbandes um den Hals des Patienten unterstützt. Meist nach wenigen Tagen kann der Patient wieder aufstehen und einfache Körperpflege durchführen. Das Pflegepersonal weist ihn in die neuen erforderlichen Tätigkeiten der Hygiene und Pflege ein. Nach Abschluss der Wundheilung – etwa 10-14 Tage nach der Operation – erfolgt die Entfernung der Nährsonde, nachdem zuvor noch eine Testung durch eine radiologische Abklärung („Röntgenbreischluck" aus wasserlöslichem Kontrastmittel) bzw. HNO-Untersuchung durch das Tracheostoma erfolgt ist. Dann kann auch mit der Stimmrehabilitation begonnen werden (angemessene mundmotorische Übungen und vorsichtiges Pseudoflüstern sind auch vorher möglich).

10-14 Tage nach OP Beginn der Stimmrehabilitation

Zu den häufigsten Komplikationen der Laryngektomie gehört die Pharynxfistel. Es handelt sich um eine nicht geschlossene Wundheilung im Bereich der Operationsnaht (unterer Wundrand, oberer Rand des Tracheostomas), die zu einer Verbindung nach außen führt. Sie muss eventuell durch eine operative Revision verschlossen werden. Infolge der entfernten Lymphgefäße kann der Patient unter starken postoperativen Schwellungen im Gesichtsbereich leiden, die sich im Laufe der ersten Woche meist regulieren. Nach abgeschlossener Wundheilung kann eine Lymphdrainage (physiotherapeutische Behandlung) diese Auswirkungen mildern. Bei Alkoholikern kann ein postoperatives Delirium durch Gabe von Alkoholika per Sonde vermieden werden.

Hauptkomplikationen: Fistelbildung und Wundheilungsstörungen

Beachte: *Insgesamt ist der kehlkopflose Patient in der postoperativen Situation auf Station aus stimmtherapeutischer Sicht nicht zu überlasten. Er wird intensivst vom Pflegepersonal betreut. Die Gewöhnung an die veränderte Situation und der Umgang (z.B. Kanülenwechsel) damit stehen im Vordergrund.*

Geschichte der Laryngektomie

31.12.1873 erste Laryngektomie durch Billroth

Die erste Kehlkopfentfernung bei einer Tumorerkrankung erfolgte 1873 durch Theodor Billroth in Wien. Schwierig erwies sich dabei der Aspirationsschutz durch die T-förmige Kanüle, die Billroth verwendete. Die von Gussenbauer in dessen Auftrag entwickelte Spezialkanüle, die aus drei Teilen bestehend auch eine „Sprechkanüle" integrierte, war mit zu vielen Problemen (erhöhte Speichel- und Sekretabsonderung, erschwertes Abhusten, Reizung der Wunde, Stenosenbildung) behaftet. Einige der ersten Patienten nutzten bereits die Ösophagusersatzstimme zur Verständigung, die außer der Anlage eines Tracheostomas und der damit verbundenen Trachealkanüle keine weitere Versorgung mit einer „Sprechkanüle" erforderlich macht. Die Tracheotomie ist bereits im alten Ägypten operativ angewandt worden.

Sprechkanüle von Gussenbauer

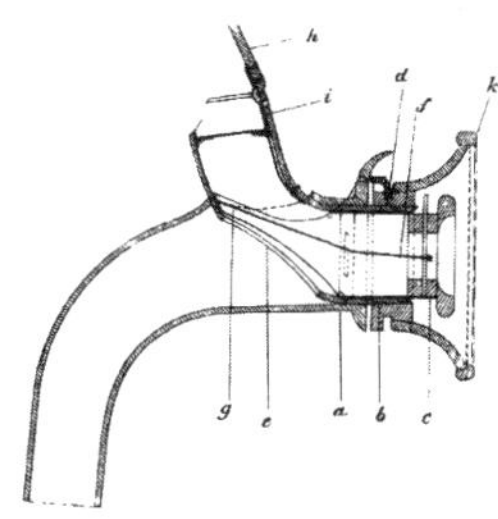

a = Trachealkanüle
b = Rachenkanüle
c = Phoniationskanüle
d = Drehbarer Ring zur Fixierung der Rachenkanüle
e = Öffnung
f = Rahmen, in dem die Metallzunge befestigt ist
g = Metallzunge
h = künstl. Kehldeckel
i = Feder

Laryngoplastische Verfahren (operativ geschaffene Neoglottis und Anlage eines körpereigenen Shunts)

Seit Mitte des 20. Jahrhunderts wurde durch Operateure wie Conley, Asai, Komorn, Amatsu konsequent versucht, über die Anlage einer Verbindung zwischen Trachea und Ösophagus (Hautschlauchprinzip) eine Nutzung der Lungenluft zum Sprechen zu ermöglichen. Die rekonstruktiven Shunt-Operationen (auch operativ angelegte Stimmfisteln) nach Staffieri, Maier, Weidauer und Hagen (siehe detailliert in: Hagen 1997; Schiefer, Hagen 2000; Hagen 2005; Koscielny 2005) legen eine Neoglottis an und schaffen den notwendigen „Shunt" durch Anlage einer körpereigenen Fistel, für die sie Gewebetransplantate z.B. des Dünndarms oder des Unterarms verwenden. Die Phonationsergebnisse sind bei diesen Verfahren zumeist gut. Gegen eine weitere Verbreitung standen jedoch eine erhöhte Komplikationsrate vor allem durch Aspiration, Wundheilungsstörungen und Verwachsungen sowie der erhöhte Operations- wie Nachbetreuungsaufwand. An spezialisierten Kliniken und bei garantierter heimatnaher Nachversorgung des Patienten können diese Methoden aber als sinnvoll betrachtet werden.

Im persönlichen Gespräch betonte Prof. Schultz-Coulon, dass sich im Besonderen die Operationstechnik nach Hagen (freiverpflanzter Unterarmlappen, dynamische Aufhängung am Zungenbein) durch sehr gute Stimmleistungswerte und eine deutlich verringerte Aspirationsgefahr auszeichne. Diese Art der tracheo-ösophagealen Stimmgebung ist vor allem dadurch von Vorteil, dass Wechsel und Pflege eines Fremdkörpers (Shunt-Ventil) entfallen.

Shunt-Ventil

Seit 1979/80 werden beginnend mit Blom und Singer gewebeverträgliche industriell hergestellte Einwegventile (Shunt-Ventile) entwickelt und immer erfolgreicher schon bei der Laryngektomie

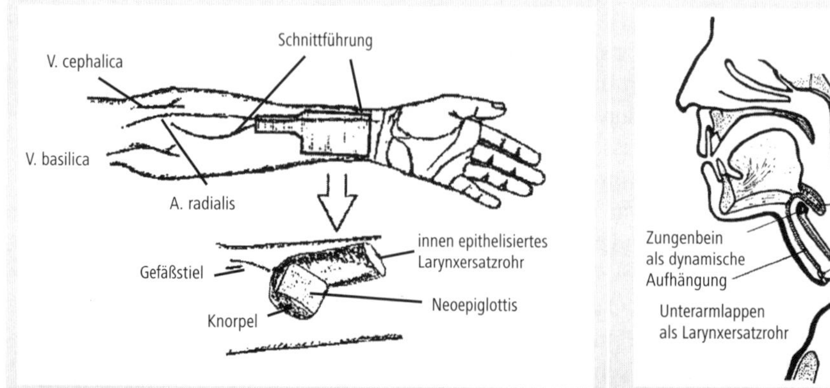

Abb. 2.3: Transplantation eines Unterarmlappens – Anlage einer Laryngoplastik (Hagen, Katharinenhospital, Stuttgart)

Abb. 2.4: Laryngoplastik nach Hagen (SSG 1997)

direkt primär eingesetzt. In eine künstlich angelegte Punktionsöffnung (tracheo-ösophagealer Shunt) zwischen der Trachea und dem Pharynx wird ein kleines standardisiertes Silikonventil eingebracht. Dieses ermöglicht wie bei den laryngoplastischen Verfahren die Umlenkung der Lungenluft in den Pharynx, der das PE-Segment als Vibrator zur Tonerzeugung nutzt. Die Stimmgebung beruht auf der gleichen Schwingung des oberen Speiseröhrensegments wie bei der klassischen Ösophagusersatzstimme (Ruktusstimme). Die Bezeichnung Stimmprothese ist somit irreführend, weil der Grundton der Stimme nicht „prothetisch" im Shunt-Ventil erzeugt wird. Günstig ist es, sich mit dem Patienten die Videofilme der entsprechenden Firmen anzuschauen und ihm das Prinzip der Stimmgebung zu verdeutlichen, da irrige Vorstellungen zum erhöhten Aufwand bei der Stimmproduktion führen können. Das Shunt-Ventil lenkt lediglich mit minimalem Anblasedruck die Lungenluft um. Die zu Beginn der Entwicklung des Shunt-Ventils eingesetzten „Entenschnabelprothesen" zeigen sehr deutlich, dass das Ventil so konstruiert sein muss, dass eine Aspiration von Flüssigkeit und Speise vermieden wird. Die ständige Verbesserung der industriell hergestellten Ventile und die zunehmende operative Versorgung in Kliniken weltweit haben trotz der damit verbundenen Schwierigkeiten und Komplikationen (Neumann, Schultz-Coulon 2000) die Entwicklung der Shunt-Ventile zu einem Meilenstein in der Versorgung laryngektomierter Patienten werden lassen. Im Gegensatz zum Sprechen mit der klassischen Ösophagusstimme benötigt der Patient aber auf jeden Fall einen Verschluss des Tracheostomas, um die Luft umzulenken und sprechen zu können. Die damit verbundenen Aspekte (Handhabung, Pflege, Nachsorge, mechanische Probleme) und die Möglichkeit zum fingerfreien Sprechen werden bei der Therapie der Shunt-Ventil-Stimmgebung genauer besprochen. Seit Neuestem wird

stimmgebendes PE-Segment (s. 5.8.2)

Stimmprothese nicht „prothetisch"

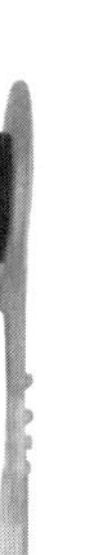

in den Niederlanden versucht, **tongebende Elemente** in das Shunt-Ventil einzuarbeiten (VPE = Voice producing element), besonders um die Tonqualität und die Frequenz zu optimieren (weibliche Stimmlage, siehe Koscielny 2005; Tack, Schutte et al. 2004; Torn 2006). Diese Versuche sind technisch als noch in der Entwicklungsphase zu betrachten.

Die **Kehlkopftransplantation** hat zunächst in der experimentellen Phase keine ermutigenden Ergebnisse hervorgebracht (Bohinc 2004; Kürvers 1997). Bei einem Patienten jedoch, der durch ein Trauma aphon wurde, funktioniert das Transplantat schon seit mehreren Jahren, obwohl die Autoren den Indikationsbereich auf aphone Patienten mit Larynxtrauma, Patienten mit großen benignen Tumoren, die eine Laryngektomie benötigen, und Krebspatienten mit mindestens fünf Jahren Rezidivfreiheit einschränken.

2.2.3 Neck dissection

Um die Gefahr weiterer Tumorausbreitung zu minimieren, wird neben der Entfernung des Kehlkopfes eine Halsweichteilausräumung (Neck dissection) durchgeführt. Die funktionelle (synonym: konservative, selektive) Neck dissection schont Nerven- und Muskelstrukturen wie z.B. den M. sternocleidomastoideus oder den Nervus accessorius N. XI. (Drehung des Kopfes zur Gegenseite, Neigung des Kopfes zur gleichen Seite, Hebung des Armes). Dieses Verfahren ist operativ aufwendiger als die radikale Neck dissection, die diese Strukturen mit ausräumt. Die Entfernung der Speicheldrüsen kann zu Mundtrockenheit führen. Die seltener durchgeführte radikale Neck dissection kann nur einseitig angewandt werden (Vena jugularis!), aber mit einer funktionellen Neck dissection der anderen Seite verbunden werden. Bei Entfernung der Schilddrüse kann es ohne eine lebenslängliche Hormonsubstitution in Tablettenform zu Veränderungen des Hormonspiegels mit Wesens und Verhaltensänderungen kommen.

Mögliche Folgen der Neck dissection: eingeschränkte Drehung und Neigung des Kopfes, des Armhebens, Verkürzung der Muskulatur, Schmerzen, leicht eingeschränktes Schluckvermögen

2.2.4 Radiologische und chemotherapeutische Behandlung

Bestrahlung (Radiatio)

Die postoperative Bestrahlung (Radiatio) dient der Zerstörung der noch vorhandenen Tumorzellen, die z.B. an den Resektionsrändern der Tumorentfernung vorliegen können. In der Regel werden die Tumore mit schlechterer Prognose (Hypopharynx-, supra- und subglottische Karzinome) oder ausgedehntere, fortgeschrittenere

Tumore mit Klassifikation T3/T4 bei Stimmlippenkarzinomen und Lymphknotenmetastasen bestrahlt. Eine einheitliche Indikation gibt es aber nach Kleinsasser (1987) nicht. Eine alleinige Strahlentherapie ist bei stark ausgedehnten Karzinomen (Durchbruch in Halsweichteile), bei älteren multimorbiden Patienten, großem Narkoserisiko oder fehlender Operationsbereitschaft indiziert. Die Auswertungen von Studien nach Kürvers (1997) zeigen jedoch, dass die 5-Jahres-Überlebensrate bei kombinierter Laryngektomie mit postoperativer Radiatio deutlich verbessert ist.

Bestrahlungsmaske

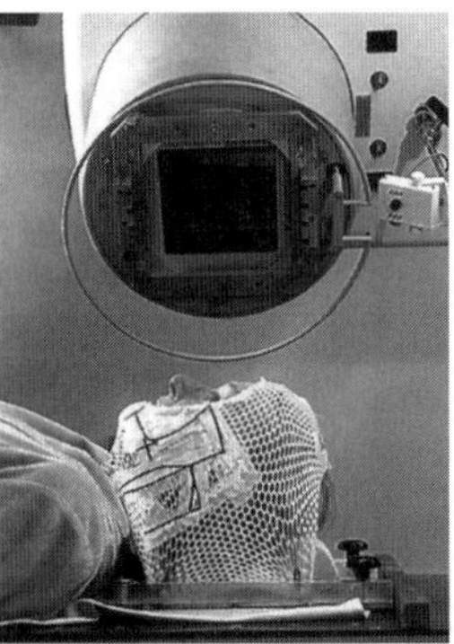

Durchführung

Die Bestrahlung wird meist während des Klinikaufenthaltes des Patienten begonnen, dann aber oft ambulant fortgesetzt. Der zuständige Radioonkologe führt eine diagnostische Einstellung der erforderlichen Bestrahlungsdosis (40-70 Gray) und Verteilung auf die einzelnen täglichen Sitzungen durch. Meist werden auf einen Zeitraum von 6-8 Wochen 30-40 Bestrahlungen verteilt. Das Bestrahlungsteam kontrolliert den Verlauf (Hautreaktionen) und den gesundheitlichen Zustand des Patienten (Schwächung des Allgemeinzustandes) und begleitet diesen beratend durch diese schwere Zeit. Die psychischen und physischen Reaktionen sind sehr unterschiedlich. Die mit der Bestrahlung verbundenen Ängste („Strahlentherapie löse selbst Krebs aus“, „man sei radioaktiv verstrahlt“) sind durch Informationsgespräche teilweise zu mindern. Broschüren, die in der radioonkologischen Abteilung in der Regel bereitliegen, sollten dem Patienten empfohlen und besprochen werden.Wichtig ist generell zu wissen, dass die ionisierende Strahlung keine radioaktive Bestrahlung ist („Volksmeinung“), sondern im Sinne einer starken Verbrennung auch das äußere Gewebe an Gesicht, Hals und Tracheostoma schädigt.

„nicht verstrahlt“

Folgen

Insgesamt treten die Akutreaktionen etwa 2 Wochen nach Bestrahlungsbeginn verstärkt auf und klingen erst nach etwa 3 Monaten nach Ende der Bestrahlung ab. Die allgemeine Beeinträchtigung des Patienten kann die Möglichkeiten der logopädischen Therapie einschränken. Eine Anschlussheilbehandlung (AHB) wird sich im physiotherapeutischen und pflegerischen Bereich mit diesen Folgen beschäftigen müssen.

Beachte:	*Therapeut und Patient müssen darauf vorbereitet sein, dass die neue Ersatzstimme unter den akuten Folgen der Bestrahlung stark beeinträchtigt sein oder sogar vollständig versiegen kann.*

„Risikozähne"

Um Schäden an sogenannten „Risikozähnen" zu vermeiden, die sich potenziell entzünden könnten, kommt es oft vor der Radiatio zur Extraktion dieser Zähne. Erst nach 6-12 Monaten klingen die Bestrahlungsfolgen ab und die zahnprothetische Versorgung kann erfolgen, so dass der Patient beim Kauen und Artikulieren über diesen Zeitraum beeinträchtigt ist. Gegen Schäden an der Mundschleimhaut (Trockenheit, Pilz- und Bakterienbefall) sollte der Patient Mundspülungen, z.B. mit Salbeitee, durchführen, stilles Wasser oder Kräutertees trinken und eine gute Zahnpflege praktizieren. Als Spätfolge der Bestrahlung kann sich eine sogenannte Xerostomie ergeben, die zu extremer Mundtrockenheit („Feststecken der Nahrung") führt. Viele Patienten nutzen künstlichen Speichel (Glandosane) oder Sprühflaschen mit Wasser, um die Schleimhaut zu befeuchten. Die operativ notwendige Entfernung der Speicheldrüsen kann die Symptome noch verstärken. Geschmacksstörungen beeinträchtigen den Appetit, weil durch den fehlenden Speichel die Geschmacksstoffe nicht aus der Nahrung herausgeholt und damit wahrgenommen werden können. Tubenventilationsstörungen können das Hörvermögen beeinträchtigen.

Chemotherapie

Die Chemotherapie zielt darauf ab, durch Zytostatika (Medikamente, die als Zellgift wirken) die Zellteilung der Krebszellen zu hemmen. Meist wird eine kombinierte adjuvante (unterstützende) Chemotherapie zur Bestrahlung als günstig betrachtet, da in neueren Studien eine organerhaltende Wirkung beobachtet wird (Glunz 2004). Die Chemotherapie führt jedoch zu einer erheblichen Beeinträchtigung der Lebensqualität. Symptome wie z.B. Müdigkeit, Haarausfall klingen erst nach mehreren Wochen bis Monaten ab.

Zusammenfassung:

Die Entfernung des Kehlkopfes wegen einer Krebserkrankung und die damit verbundenen Folgen sind ein gravierendes, schwer belastendes Ereignis im Leben des betroffenen Menschen. Studien belegen, dass der Verlust des Kehlkopfes und der Stimme sowie die Tracheostomaanlage aber nicht die vorrangig wichtigsten Faktoren im Sinne der Lebensqualität des Patienten darstellen (Dünne, Werner 2005). Neben der medizinischen Versorgung und Bewältigung der Grunderkrankung Krebs sind die gute Versorgung mit den notwendigen Hilfsmitteln und vor allem eine psychosoziale Re-Integration in Arbeit, Familie und Freizeit von herausragender Bedeutung. Viele nützliche Hinweise hierzu finden Sie in der Reihe „Blaue Ratgeber" der Deutschen Krebshilfe.

Erarbeitungsfragen/Lerntipps zu 2:

1. Nach wie vielen Wochen muss eine „chronische" Heiserkeit HNO-ärztlich abgeklärt werden?
2. Was sind die Hauptursachen von Kehlkopfkrebs?
3. In welchem Alter erkranken die meisten Patienten an Kehlkopfkrebs?
4. Wie hoch ist der Frauenanteil bei Kehlkopflosigkeit?
5. Wie viele Laryngektomien werden jährlich in Deutschland durchgeführt?
6. Welche Lokalisationsgebiete für Kehlkopfkrebs gibt es?
7. Was bezeichnet TNM?
8. Welches Larynx- oder Hypopharynxkarzinom hat die günstigste Prognose? Wie hoch ist die 5-Jahres-Überlebensrate?
9. Ab welchem Zeitpunkt nach der Operation kann der Kehlkopfoperierte wieder Nahrung zu sich nehmen und mit dem logopädischen Training beginnen?
10. Welche typischen Komplikationen nach Laryngektomie kennen Sie?
11. Welche Folgen hat eine Neck dissection?
12. Was versteht man unter „Risikozähnen"?

Medizinische Grundlagenkenntnisse können Sie in den entsprechenden Phoniatrie- und HNO-Lehrbüchern erwerben (z.B. Boenninghaus, Böhme). Um dieses Wissen zu vertiefen und zu überprüfen, sollten Sie einen OP-Bericht oder Entlassungsbrief aus der Klinik studieren. Eine Hospitation bei einer Operation oder das Betrachten von dokumentarischen Videos der Medizinfirmen (s. Anhang 7.4) veranschaulicht die medizinischen Aspekte. Der Unterricht kann durch Hospitationen in den Patientensprechstunden der HNO-Klinik oder der phoniatrischen Ambulanz ergänzt werden.

3 Der Rehabilitationsweg des kehlkopflosen Patienten

3.1 Rehabilitationsverlauf im Überblick

Abbildung 3.1 zeigt die wichtigsten Stationen des Rehabilitationsverlaufes im Überblick, wie sie im Regelfall erfolgen. Sie hebt mit grauer Unterlegung die wichtigsten logopädischen Stationen hervor. Gerade von dem in das Störungsgebiet einsteigenden Therapeuten erfordert das vielschichtige rehabilitative Netzwerk die Ausbildung eines guten „Orientierungssinns" für die Interdisziplinarität.

Präoperative Phase (3.1.1)
Symptome (Heiserkeit, Schmerzen, Druckgefühl, Schluckbeschwerden, Dyspnoe)
Ambulante Diagnostik beim HNO-Arzt – Verdachtsdiagnose

Beginn der stationären Betreuung
HNO-Klinik: Differenzialdiagnostik – Staging, Probeexzision in direkter Laryngoskopie, 1 Woche bis zum histologischen Ergebnis

Diagnose Kehlkopfkrebs
Erste Auseinandersetzungen des Patienten mit der Diagnose Krebs – Diagnose-Schock
Entscheidung zur Laryngektomie/Aufklärung – OP-Vorbereitung

Präoperatives Gespräch durch die Logopädin* (6.3) – Kontakt Klinikbetreuer – Sozialdienst

Medizinisch-therapeutische Maßnahmen: OP Laryngektomie, Neck dissection, Bestrahlung, adjuvante Chemotherapie, Anlage des Shunt-Ventils

Postoperative Phase (3.1.2)
Aufwachen aus der Narkose
Auseinandersetzung mit den Funktionsveränderungen (3.4)

Stationäre logopädische Kontakte* Angehörigenberatung

Interdisziplinäre Betreuung (3.2, 3.3): Logopäde; Arzt; Pflegepersonal; Medizinproduktberater; Selbsthilfegruppe/Klinikbetreuer; Sozialdienst; Psychologe; Seelsorger
Radiologischer Probeschluck – Vorbereitung auf die Entlassung aus dem Krankenhaus

Ambulante Rehabilitation (3.1.3)
Einleben zu Hause – Berufliche Reintegration – AHB/Rehabilitationsmaßnahmen

Logopädische Therapie – Stimmrehabilitation* (3.5, 5)

Interdisziplinäre Nachbehandlung
Bestrahlung/Chemotherapie; Lymphdrainage/Physiotherapie; Tumornachsorge; Ernährungsberatung
Alltag

Rezidive – Schmerztherapie
Tod und Sterben – Hospiz, Palliativmedizin, Klinik

Abb. 3.1: Rehabilitationsverlauf * grau unterlegt – logopädische Tätigkeit

In den folgenden Erläuterungen zu Abbildung 3.1 werden der Ablauf, die Stationen und die Notwendigkeiten des Behandlungsweges des kehlkopflosen Patienten praxisnah dargestellt. Das medizinische Grundlagenwissen kann in Kapitel 2 und durch kurze Erläuterungen im Glossar (7.8) vertieft werden.

Wissen vernetzen mit Kap. 2 Medizinische Grundlagen, 3.4 Funktionsveränderungen, 7.8 Glossar

3.1.1 Präoperative Phase

Symptome wie Heiserkeit, Schluckstörungen, Globusgefühl, Kratzen im Hals, Atemnot (Dyspnoe) und Schmerzen in Richtung Ohr können Hinweise auf ein bestehendes Larynx- oder Hypopharynxkarzinom sein. Jedes dieser Symptome, das länger als 3 Wochen andauert, muss diagnostisch durch eine Reihe von Untersuchungen, die beim behandelnden HNO-Arzt vor Ort als Verdachtsdiagnose beginnen, in der Klinik detailliert abgeklärt werden. Die Bestimmung der Lokalisation, Histologie und der Ausdehnung des Tumors (TNM-Klassifikation) wird als Staging bezeichnet. Sie ist Grundlage für die Behandlungsplanung durch das operierende Team der HNO-Klinik und Ausgangspunkt der Diagnosemitteilung aus medizinischer Sicht.
Ob ein Tumor rechtzeitig erkannt wird (Früherkennung), ist von vielen auch persönlichen Faktoren des Patienten und des überweisenden Hausarztes abhängig. Oft ist die Stimme bereits längere Zeit angegriffen und belegt, weil die Patienten mit Noxen wie Nikotin, Alkohol oder arbeitsplatzbedingten Schadstoffen chronisch in Kontakt sind, so dass zunächst konservativ über Inhalationen, Lutschtabletten oder Medikamente eine Besserung angestrebt wird. Hat der Patient prämorbid stets bewusst auf Symptome seines Körpers geachtet und wird auch von seinem Partner unterstützt, wird er eher einen Arzt aufsuchen. Die unspezifischeren Symptome z.B. eines subglottischen Karzinoms in Kombination mit starker Verdrängung des Erkrankten können dazu führen, dass der Arzt erst spät aufgesucht wird.

Diagnose Kehlkopfkrebs und Entscheidung zur Laryngektomie
Die Diagnose Kehlkopfkrebs führt nicht zwangsläufig zur Entfernung des Kehlkopfes. Kehlkopfteilresektionen, laserchirurgische Eingriffe kombiniert mit Bestrahlung sind auch mögliche Behandlungsmethoden bei frühzeitiger Erkennung. Diese führen aber nicht zu so weitreichenden Veränderungen wie die Laryngektomie. Im Sinne der Stimm- und Schlucktherapie sind sie auch Aufgabe logopädischer präoperativer Beratung und Nachbetreuung.

Diagnose-Schock

Die Diagnose Krebs löst unterschiedlichste Reaktionen und Gefühle aus. Sie ist in jedem Fall ein lebenserschütterndes, traumatisierendes Ereignis. Der Patient steht unter einem „Diagnose-Schock“. In dieser Phase müsssen der Patient und dessen Angehörige zunächst so wahrheitsgemäß wie notwendig vom Arzt über die notwendigen Schritte und Folgen aufgeklärt werden. Sich für die Reaktionen des Patienten Zeit zu lassen und diese aufzufangen und zu akzeptieren, ist die Aufgabe der Menschen, die den Patienten begleiten. Die Angehörigen sind in den Prozess mit einzubeziehen. Da der Mensch in Belastungszeiten nur begrenzt aufnahmefähig ist, verläuft die Beratung als stufenweiser Prozess.

Das präoperative Gespräch – Beginn des Therapieprozesses mit dem Patienten

- Vertrauensbasis schaffen
- Wahrheitsgemäß aufklären
- Entscheidung zur Operation stärken

Die Logopädin ist mit einem oder mehreren **präoperativen Gesprächen** (siehe ausführlich: **6.3** Das präoperative Gespräch) in diesen Prozess mit einbezogen und legt damit die Grundlage für eine vertrauensvolle Beziehung zum Patienten (Compliance, Krankheitsverarbeitung, Umgang mit Veränderungen). Sie muss den Patienten aber auch zu einer tragfähigen Entscheidung zur Operation hinleiten. In diesem Gespräch werden die Möglichkeiten der Stimmrehabilitation vorgestellt. Der **Klinikbetreuer**, ein ehrenamtlicher Helfer, der meist aus der Selbsthilfegruppe des Bundesverbandes der Kehlkopflosen e.V. stammt, wird von der Station benachrichtigt und vervollständigt die präoperative Beratung. Der Patient und die Angehörigen lernen so schon vor der Operation einen stimmlich gut rehabilitierten Ersatzstimmsprecher kennen.

Präoperativer Kontakt des Klinikbetreuers

Diese Phase endet nach Abwägung aller medizinischen Überlegungen, der vollständigen klinischen Diagnostik, der Aufklärung des Patienten und des Angehörigen mit der Operation. Die **Laryngektomie** (2.2.2) ist ein hochkomplexer chirurgischer Eingriff, der in der Regel 4-6 h dauert. Der Patient ist danach in der Regel zunächst 1-2 Tage auf der Überwachungsstation. Er hat seine laryngeale Stimmgebung bleibend verloren und ist ab jetzt Halsatmer.

Operation

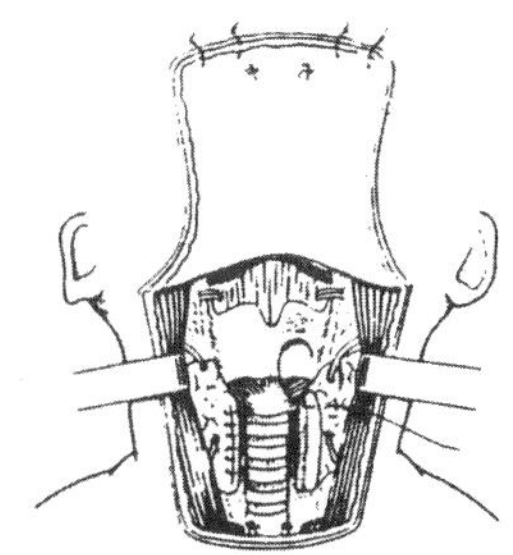

3.1.2 Postoperative Phase und stationäre Kontakte

Die postoperative stationäre Phase dauert in der Regel bei komplikationslosem Verlauf ca. 14 Tage. Der kehlkopflose Patient muss auf die wichtigsten funktionalen und kommunikativen Veränderungen direkt nach OP einfühlsam und umfassend vorbereitet sein. Den direkten Umgang mit den veränderten Atembedingungen und die operative Nachbetreuung – wie z.B. Wechsel der eingesetzten Trachealkanüle, notwendige Inhalation und Absaugen des Trachealsekrets, Druckverband nach Neck dissection, Drainageschläuche, Infusionszugang und Sondenernährung – übernehmen und betreuen die Pflegekräfte der Intensivstation und der regulären HNO-Station. Der Patient sollte durch das präoperative Gespräch darauf angemessen vorbereitet sein, aber nicht mit zu vielen

Auf Station nach OP (Thomas 2005)

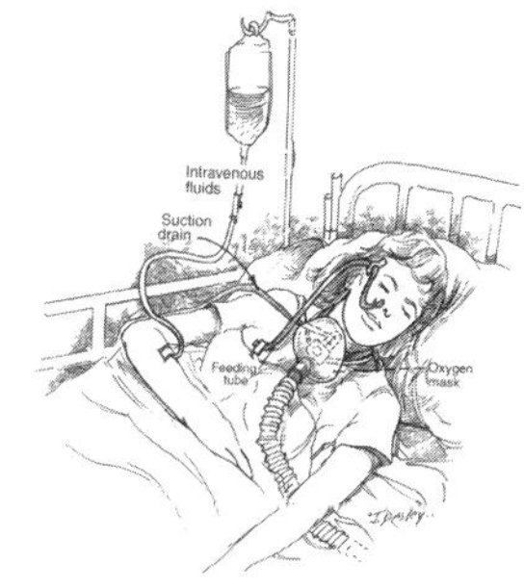

Details überfrachtet werden. Bei den ersten Kontakten muss sich die Logopädin über die Möglichkeiten zur ersten Kommunikation mithilfe der Schrifttafel bzw. Ja/Nein-Fragen informieren. Die Angehörigen sind in die Beratung mit einzubeziehen, weil die Befindlichkeit des Patienten, die vielfältigen Veränderungen von körperlichen Funktionen (s. Auseinandersetzung mit den Funktionsveränderungen 3.4), der Umgang mit den Hilfsmitteln und kommunikative Probleme immer wieder Information, emotionales Verständnis und Toleranz erfordern.

Interdisziplinäre Betreuung direkt nach OP

Das aus verschiedenen professionellen Berufsgruppen (Arzt, Pflegepersonal, Medizinische Produktberater, Klinikbetreuer, Sozialarbeiter, Seelsorger und evtl. Psychologe) bestehende **interdisziplinäre Team der Klinik** betreut alle Aspekte der Rehabilitation.

Koordinierende Funktion der Logopädie

Der **Logopädin** kommt oft eine koordinierende Funktion im Verlauf der länger dauernden Stimmrehabilitation zu.

Arzt und Pflegepersonal versorgen auf Station die primären Bedürfnisse medizinischer und pflegerischer Indikation. Das grundlegende Vertrauen und die Zusammenarbeit, wie die Patienten mit notwendigen ärztlichen, pflegerischen oder therapeutischen Schritten umgehen, sind davon abhängig, wie „verantwortungsvoll und empathisch" Ärzte und Pflegepersonal mit dem schwer betroffenen Patienten in Kontakt treten (Glunz 2004). Zur emotionalen Unterstützung in der ersten Phase hat das Pflegepersonal sicher den intensivsten und direktesten Kontakt mit dem Patienten. Mut zu machen, sich mit neuen Pflegesituationen (Stoma und Kanüle) und Atmungssituation (genug Luft, Inhalation, Absaugen) auseinanderzusetzen, Sorgen und Ängste ernst zu nehmen, dazu steht das Pflegepersonal in Gesprächen, konkreter Anleitung und medizinischer Versorgung als wichtigster Helfer zur Verfügung.

1. Woche nach OP

- Beurteilung der kommunikativen Situation (z.B. Tafel zum Schreiben; Gestik und Mimik; erst später: Pseudoflüstern!)
- Beurteilung des Umganges mit Hilfsmitteln (z.B. Inhalator, Absauggerät)
- Psychosoziale Begleitung

Erste stationäre Woche nach OP

Dem Patienten und den Angehörigen werden erst nach der Operation viele Veränderungen und sich daraus ergebende Erfordernisse bewusst, die auch bei ausführlicher individueller präoperativer Aufklärung und Beratung nicht erfasst werden konnten (s. Diagnose-Schock). Eine auf die sehr unterschiedlichen Bedürfnisse des Patienten abgestimmte postoperative Beratung, die nach und nach alle Themen behandelt, ist deswegen besonders wichtig. Inhalte und Fragen des präoperativen Beratungsgesprächs werden aufgegriffen und vertieft. In Rücksprache mit dem behandelnden Arzt, der über die Operation und deren Auswirkung Auskunft geben kann, sollte über die ersten Therapieschritte nachgedacht werden. Primärer Ansprechpartner in der ersten Woche nach OP ist sicherlich das Pflegepersonal, da der Patient mit der Wundheilung, der Mobilisation und der Einstellung auf die Atmungswegveränderung sehr beschäftigt ist. Die Logopädin muss also den Patienten und die Angehörigen in Abhängigkeit vom Allgemeinzustand (Schmerzen, Befinden, Wachheit) und der Motivation des Patienten möglichst früh wieder kontaktieren, aber depressive Verstimmungen und Ablehnungsreaktionen akzeptieren und keinen Leistungsdruck aufbauen. Erste Ziele der Stimmrehabilitation sollten m.E. nach frühestens ab der zweiten Woche gemeinsam angesprochen werden. Durch zu viel Aktivität gerade im orofazialen und pharyngealen Bereich oder Anstrengung beim Pseudoflüstern kann die korrekte Wundheilung m.E. nach „kontraproduktiv" gefährdet werden. Logopädische Kontakte sind also behutsam, unterstützend und motivierend durchzuführen. Manchmal sind auch ein kurzes Hallo und ein persönliches Gespräch oder nur am Bett zu sitzen und die Hand des Patienten zu halten von großer Wichtigkeit. Vielleicht kann man schon Ziele für die Stimmrehabilitation grob anplanen und einfache Tonus- und Atmungsübungen anbieten. Wichtig ist auf jeden Fall zu beurteilen, wie der Patient kommunizieren kann (Schrifttafel, Pseudoflüstern, Mimik und Gestik, Lippenablesen), und dabei auch das Pflegepersonal und die Angehörigen auf vereinfachte Fragestrategien mit Ja- und Nein-Antworten hinzuweisen.

Zweite Woche nach OP

Sie zeigt in der Regel einen deutlich belastungsfähigeren Patienten, der auch schon „ambulant", d.h. „zu Fuß" zur Logopädin in das Therapiezimmer kommen kann. Dies verbessert die Lebensqualität im Sinne der Eigenständigkeit enorm. Nach erfolgreichem Röntgenbreischluck (= Probeschluck) ca. 10-14 Tage nach OP können Pseudoflüstern und Mundmotorik trainiert und erste Versuche mit Ö-Tönen oder Shunt-Ventil-Stimme probiert werden. Tonusübungen auch zur gesamtkörperlichen Entspannung sind als Vorbereitung für eine gute Stimmgebung gut integrierbar. Das Gespräch über die Veränderungen, die psychische Situation (Stimmlosigkeit, Missverständnisse) und das Management der Hilfsmittel werden aber im Vordergrund stehen. Die Logopädin sollte über die grundsätzlichen Aufgaben des Pflegepersonals in Bezug auf den kehlkopflosen Patienten informiert sein und keine Scheu in der Gewinnung von Informationen bzw. in der Zusammenarbeit zeigen. In Absprache mit dem behandelnden Arzt und dem Pflegepersonal sollte frühzeitig mit der logopädischen Therapie begonnen werden. Aktuelle Informationen zum Operations- und Heilungsverlauf erleichtern die Planung therapeutischer Maßnahmen. Informationsquellen für den Logopäden sind die OP-Besprechungen, Visiten und Patientenakten (und Fachgespräche mit Kollegen). Der **medizinische Produktberater** versorgt den Patienten mit den notwendigen Hilfsmitteln, die in einem **Erstausstattungsset** (s. 3.4.2) enthalten sind, und weist ihn neben dem Pflegepersonal darin ein.

2. Woche nach OP
Vertiefung der Informationen zu:

- Stimmrehabilitation
- Medizinische Hilfsmittel, Grundausstattung (Erstausstattungsset)
- Postoperative Nebenerscheinungen und Funktionsveränderungen
- Wirkung und Nebenerscheinungen der Strahlen- bzw. Chemotherapie

Nach Entfernung der Nährsonde:

- Pseudoflüstern
- Tonusarbeit
- Stimmanbahnung für Ö-Stimme bzw. Shunt-Ventil
- Anleitung und evtl. Bereitstellung der elektronischen Sprechhilfe
- Einbeziehung der Angehörigen in Beratung und Therapie
- Kontaktherstellung zur SHG/Klinikbetreuer
- Koordination mit dem Sozialdienst
- Vorbereitung auf die Situation zu Hause
- Organisation ambulanter Termine
- Befunderhebung

Der **Klinikbetreuer** wird vom Pflegepersonal benachrichtigt, um auch postoperativ den Patienten und dessen Angehörige fachlich und emotional zu unterstützen. Hier kann auch eine gute Vorbereitung auf Themen, die zur Entlassung und zunächst im Alltag zu Hause relevant sind, erreicht werden. Durch Besuche zu Hause kann der Klinikbetreuer bei der Einrichtung und Anwendung von Hilfsmitteln nach Entlassung aus der Klinik helfen.

Sozialdienst

Der Sozialdienst steht in enger Zusammenarbeit mit anderen Institutionen des Gesundheits- und Sozialsystems, die kehlkopflosen Patienten auch zur Verfügung stehen:

- Krankenkassen (Pflegeversicherung)
- Arbeitsamt (berufliche Rehabilitation)
- Sozialamt (Hilfen zum Lebensunterhalt)
- Wohnungsamt (Wohngeld)
- Gesundheitsamt
- Rentenversicherungsträger
- Deutsche Krebshilfe (Einmaliger Zuschuss)
- Wohlfahrtsverbände
- Selbsthilfegruppe

Der **Sozialdienst des Krankenhauses** (s. 3.2) wird von der Station als Ansprechpartner für sozialrechtliche Fragen und Lösung krankheitsbedingter Probleme schon vor der Operation in Anspruch genommen. Er arbeitet mit allen Institutionen des medizinisch-sozialen Versorgungssystems zusammen. Auch nach der Entlassung können die Dienste in Anspruch genommen werden. Wichtigstes Ziel der Sozialarbeit ist die Wiedereingliederung in Beruf oder Alltag.

Während an vielen Krankenhäusern **Seelsorger** zur Stärkung der seelischen Kräfte des Patienten von großem Wert auch für den kehlkopflosen Patienten sind, werden zunehmend auch **PsychologInnen** an Kliniken und in den Reha-Maßnahmen mit eingebunden (psychoonkologischer Dienst). Viele Patienten stehen diesem Angebot kritisch gegenüber. Themen der psychologischen Betreuung können sein: Entspannungstechniken, Strategien zum Umgang mit Krisensituationen oder Umgang mit Krebs (s. 6.5), Umgang mit Sucht z.B. bei Alkohol- oder Nikotinabusus oder Verhaltenstraining bei Kommunikationsproblemen (wichtige Literatur: H. de Maddalena). Auch ambulant kann bei auftretenden Problemen Kontakt mit Psychotherapeuten bzw. Psychoonkologen gesucht werden, denn viele Probleme werden erst nach der Entlassung wieder relevanter.

Bei der **Entlassung** (Optimalfall 2-3 Wochen nach der OP) sollte mit dem Patienten ein logopädischer Folgetermin am Ende der ersten Woche angesprochen werden. Das Erstausstattungsset wird vom Pflegepersonal und medizinischen Produktberater erklärt und zur Mitnahme bereitgestellt. Typische medizinische Komplikationen nach Laryngektomie, wie z.B. Fistelbildung, Nachresektionen des Tumors oder Wundheilungsstörungen, können dazu führen, dass der Patient länger in der Klinik bleiben muss.

3.1.3 Ambulante Rehabilitation

Ein Patient, der Angehörige, Partner oder Freunde hat, die ihm helfen, mit den geänderten Anforderungen an die Körperpflege (Kanülenwechsel, Inhalieren, Absaugen), mit den Reaktionen der Umwelt, mit Traurigkeit, Verzweiflung, Ängsten und Ärger über Missverstehen in der Kommunikation fertig zu werden, wird sich schneller zu Hause einleben. Eventuell kann der Klinikbetreuer eine logopädische Therapie als Hausbesuch oder bei schweren Fällen eine Sozialstation bzw. einen Pflegedienst zu Hause für erste Hilfestellungen veranlassen. Die Unterstützung der Selbstständigkeit des Patienten sollte von Anfang an von den Angehörigen angestrebt werden (z.B. Kanülenwechsel, Säuberung des Shunt-Ventils, Absaugen). Zu dieser Eigenständigkeit kann auch schon der selbstständige Besuch beim Logopäden zählen. Oftmals treten depressive Gefühle, Erschöpfung oder Rückzug erst im häuslichen Umfeld zutage (Maddalena 1997). Ein offenes Ohr in Gesprächen und Zeit für diese Probleme zu haben, ist erste Verantwortung der Logopädin und Teil der Stimmrehabilitation. Einen guten Kontakt zum Hausarzt und ortsansässigen HNO-Arzt zu organisieren unterstützt den Patienten. Jetzt beginnt die in der Regel ein Jahr andauernde Stimmrehabilitation. Diese wird in **Kapitel 3.5 Stimmrehabilitation im Überblick** dargestellt.

Die **berufliche Integration** anzustreben, ist eines der Ziele einer vielleicht schon während des Klinikaufenthaltes geplanten **Anschlussheilbehandlung (AHB) oder späteren Kur**, die der Patient insgesamt 2- bis 3-mal in den nächsten 3 Jahren wahrnehmen kann. In der Regel ist der Patient aber meist nicht mehr berufstätig und wird mit dem Übergang in die Rentensituation mit dem Thema der Zeit- und Freizeitgestaltung konfrontiert. Die Aufnahme gesellschaftlicher Kontakte wird dabei durch eine gute Stimmrehabilitation gefördert.

AHB = Anschlussheilbehandlung

Die Unterstützung des Patienten durch die **Selbsthilfegruppe (SHG)** der Kehlkopflosen und Kehlkopfoperierten (s. Kontaktadressen 7.4) bildet einen wesentlichen Baustein zu einer optimalen Rehabilitation. Es werden wichtige Hilfen zu rechtlichen und psychosozialen Fragestellungen gegeben. Der seit 1974 existierende Bundesverband hat zurzeit 16 Landesverbände und 80 Bezirks- und Ortsvereine. Diese ehrenamtlich tätigen Selbsthilfegruppen, in denen etwa 7.500 Mitglieder bundesweit organisiert sind, werden von den operierenden Kliniken vor Ort mit in die Patientenbetreuung integriert. Aus ihren Reihen erwachsen als ehrenamtliche Helfer auch die Klinikbetreuer, die durch Seminare des Verbandes geschult, die Patienten und Angehörigen vor und nach der Operation beraten und emotional unterstützen und das erste reale Stimmvorbild vor der Operation sind.

Selbsthilfegruppe (= SHG)

- Klinikbetreuung (Stationäre Betreuung, Hausbesuche, Angehörigenberatung)
- Rechtliche Fragen (z.B. Hilfsmittelkostenbefreiung, Zahnersatzkosten nach Bestrahlung, Reha-Maßnahmen)
- Austausch von Erfahrungen/Kontakten (Verbandszeitschrift „Sprachrohr", Ausflüge, Gruppentreffen)

Körperliche Erholung, Entspannung und Aktivierung werden durch Lockerungsübungen im logopädischen Kontext erleichtert. **Physiotherapie** hilft bei motorischen Problemen, die durch Verletzungen des Nervus accesorius hervorgerufen sein können (Arm heben, Schulter heben, Kopf wenden). Die Wiederaufnahme von Hobbys wie Wandern, Radfahren und Tennisspielen ist grundsätzlich möglich. Die Schulung durch einen Beauftragten des Kehlkopflosenvereins zum Einsatz des Wassertherapiegerätes kann Schwimmen wieder möglich machen.

Physiotherapie

Die **Lymphdrainage** ist eine manuelle physiotherapeutische Methode, bei der durch spezielle Massagetechniken der Abfluss der Lymphe erleichtert werden kann. Sie sollte mit dem behandelnden HNO-Arzt und dem Bestrahlungsmediziner (Radioonkologe) abgesprochen werden.

In der Regel wird nach der Laryngektomie zur Minimierung des Risikos auf Rezidiverkrankungen **eine Bestrahlung und/oder Chemotherapie** angeschlossen. Dazu müssen eventuell größere Teile des Gebisses extrahiert werden („Risikozähne"). Erst nach dem Abklingen der ersten größeren Bestrahlungsbeschwerden kann die Aufnahme einer Reha-Maßnahme erfolgen.

Tumornachsorge

Die **Tumornachsorge** dient u.a. der Früherkennung möglicher Rezidiverkrankungen durch die betreuende HNO-Klinik. Sie erfolgt im ersten halben Jahr alle 4-6 Wochen, dann alle 3 Monate und bis zum Ende des 5. Jahres 1- bis 2-mal im Jahr.

Spezielle Diäten zur Prophylaxe der Krebserkrankung werden nicht empfohlen. Generell ist eine abwechslungs- und vitaminreiche, nicht übersäuerte Ernährung (Schleimbildung!) zu empfehlen. Eventuell muss der Patient bei Reflux- oder Schluckproblemen kleinere Mengen oder veränderte Kost zu sich nehmen (spezielle Kochbücher erwerbbar). Mit einer Diätetikerin (Diätassistentin) bzw. Ökotrophologin können solche Fragen bereits im Krankenhaus besprochen werden.

Rezidivschmerzen

Sollte es zum **Wiederauftreten der Krebserkrankung** (Rezidiv) kommen, so wird die betreuende Klinik bei größeren Schmerzen eine **schmerztherapeutische Ambulanz bzw. Schmerzmediziner** zurate ziehen. Wenn der Patient nicht mehr geheilt werden kann und die Krebserkrankung fortschreitet, muss die palliative (= lindernde) Medizin den Patienten so versorgen, dass seine Lebensqualität weitgehend bis zum Sterben erhalten bleibt. In einem Hospiz, durch ambulante Sozialdienste oder eine entsprechende Klinik mit Sterbebegleitung kann der letzte Weg des Patienten erleichtert werden. Oft findet dies aber in der HNO-Klinik statt, die den Patienten laryngektomiert hat.

3.2 Sozialmedizinische Rehabilitation

Nach der Laryngektomie besteht in der Regel bis zu einem Jahr eine **Arbeitsunfähigkeit**, bei Nachbestrahlung bis zu 2 Jahren. Zunächst erfolgt für 6 Wochen die Lohnfortzahlung, danach wird 78 Wochen Krankengeld gezahlt. Oft ist die Wiederaufnahme der Arbeit z.B. aus körperlichen Gründen (z.B. schweres Heben, Noxen am Arbeitsplatz, postoperative Dysphagie) nicht mehr möglich. Deshalb sollte gerade bei jüngeren Patienten eine mögliche „abgestufte" Wiedereingliederung in die Arbeitswelt, die zur Beibehaltung sozialer Kontakte sehr förderlich ist, angestrebt werden.

Der definitiven Berentung kann eine Erwerbsunfähigkeits- oder Berufsunfähigkeitsrente bzw. Altersgeld vorausgehen.
Die **Minderung der Erwerbsfähigkeit** (zuständig: Berufsgenossenschaft, steuerliche Vergünstigung beim Finanzamt) liegt in den ersten 5 Jahren nach Laryngektomie bei 100%. Eine Rückstufung auf 70-80% erfolgt bei guter Ersatzstimme ohne Begleiterscheinungen außerhalb des Halsbereiches (z.B. chronische Bronchitis).
Eine Beratung zur Durchführung einer **Anschlussheilbehandlung** (AHB) bzw. über Nach- und Festigungskuren sollte in Zusammenarbeit mit dem betreuenden Klinikarzt vom Sozialdienst angestrebt werden. Zwei bis drei Kuren innerhalb der ersten 3 postoperativen Jahre stehen dem Patienten zu.
Mit der zusätzlichen Bezeichnung RF stellt das **Versorgungsamt bzw. Sozialamt** mit dem Schwerbehindertenausweis auch eine Befreiung von den Rundfunk- und Fernsehgebühren aus. Das Merkzeichen G gilt bei erheblicher Einschränkung der Geh- bzw. Bewegungsfähigkeit im Straßenverkehr und erlaubt Vergünstigungen bei der Benutzung von öffentlichen Verkehrsmitteln.

Zusammenfassend sind der kehlkopflose Patient und dessen Angehörige im beratenden Gespräch zu motivieren, diese Rechte in Anspruch zu nehmen, auch wenn die Behördengänge als mühsam und „erniedrigend" empfunden werden. Die interdisziplinäre Zusammenarbeit aller in diesem Abschnitt erwähnten Sozialhelfer unterstützt eine erfolgreiche Rehabilitation. Der Sozialdienst stellt als erste Anlaufstelle neben aufbauend menschlicher Unterstützung alle wichtigen Informationsbroschüren und Antragsformulare zur Verfügung.

Sozialdienst

Der **Sozialdienst** steht dem Patienten während seines Klinikaufenthaltes aber auch nach Entlassung als Dienstleistung desjenigen Krankenhauses zur Verfügung, an dem er die ärztliche Nachsorge durchführt. Er ist Ansprechpartner für sozialrechtliche Fragen und spezifische krankheitsbedingte Probleme und Krisensituationen. Im Einzelfall ist individuell zu entscheiden, ob Beratung, psychosoziale Begleitung oder direkte praktische Unterstützung für den Betroffenen notwendig sind. Der Sozialarbeiter wird sich bei seiner Tätigkeit an den Fragestellungen und Lösungsmöglichkeiten der aktuellen Lebenssituation des Kehlkopflosen, dessen lebensgeschichtlichen Aspekten und Kontextfaktoren (Angehörige, weiteres Umfeld z.B. Arbeitsplatz, Wohnungssituation) orientieren. Viele Sozialarbeiter greifen in ihrer Tätigkeit auf psychologische bzw. psychoonkologische Fortbildungskenntnisse zurück, die z.B. bei schweren Rückzugssituationen, Depressionsphasen, Rezidiven oder Alkoholproblemen

(Entzugsklinik, Anonyme Alkoholiker, Psychotherapeuten) in Anspruch genommen werden sollten.

Themenschwerpunkte

- Leistungen der gesetzlichen Krankenversicherung (Krankengeld, häusliche Krankenpflege, Befreiung von der Zuzahlung zu Arznei-, Verbands- und Heilmitteln, Haushaltshilfe, Fahrtkosten, Krankengeld, Rehabilitationsmaßnahmen)
- Leistungen der Rentenversicherungsträger (Rentenzahlungen, Einstufung der Erwerbsminderung, berufliche Wiedereingliederung)
- Hilfen bei Pflegebedürftigkeit (Hilfsmittel, ambulante Betreuung, Hospizbewegung)
- Härtefonds der Deutschen Krebshilfe
- Schwerbehindertenausweis
- Umgang mit Behörden

3.3 Übersicht Interdisziplinäre Zuständigkeiten

Tabelle 3.1 soll Zuständigkeiten und Leistungen der wichtigsten Ämter und Institutionen zusammenfassen und zuständige Ansprechpartner für Problemstellungen benennen. Sie können hiermit bewusst eine Wiederholung des Basiswissens über die interdisziplinäre Betreuung des kehlkopflosen Patienten vollziehen, indem Sie die rechte Spalte vor der Beantwortung abdecken. Die Themen sind nur alphabetisch geordnet und stichpunktartig abgehandelt. Es sollen lediglich primäre Zuständigkeiten zugewiesen werden, d.h. mancher wichtige Helfer ist nicht direkt erwähnt. Eine Vermittlung über andere Helfer im interdisziplinären Team ist möglich, ein gutes Erkennen von Grenzen der Behandlung und Beratung ist notwendig.

Problembereich/Leistung	Zuständigkeit/Hinweise
Alkoholprobleme	Sozialarbeiter, Psychotherapeut, Arzt, spezialisierte Rehakliniken
Alternative Behandlungsmethoden	Betreuender Arzt, Deutsche Krebshilfe, Krebsinformationsdienst (KID)
Angehörige	Klinikbetreuer, Selbsthilfegruppe, Sozialdienst
Anschlussheilbehandlung (AHB)	Arzt, beantragt während des stationären Aufenthaltes
Berufliche Wiedereingliederung, Berentung	Sozialarbeiter, auch ambulant nutzbar; Arbeitsamt, Rentenversicherungsträger, (Selbsthilfegruppe)
Bewegungseinschränkungen	Physiotherapie
Einmaliger finanzieller Zuschuss	Deutsche Krebshilfe
Ernährung	Zunächst Pflegepersonal, Diätassistentin, Ökotrophologin, Infomaterial Krebshilfe, s.a. Schluckprobleme
GEZ-Rundfunkgebührenbefreiung (RF)	Sozialamt bzw. Versorgungsamt
Hausbesuche, Therapie zu Hause	Logopädin, Institut für Rehabilitation Laryngektomierter (I.R.L.), (Klinikbetreuer der Selbsthilfegruppe)
Hilfen zum Lebensunterhalt, Ermäßigung Telefongrundgebühr	Sozialamt
Hilfsmittel z.B. Absauggerät	Medizinische Produktberater, Selbsthilfegruppe, Logopädin
Kontakte/Geselligkeit	Selbsthilfegruppe
Lymphstau (Gesicht, Hals, Nacken)	Physiotherapeut
Minderung der Erwerbsfähigkeit (MdE)	Sozialarbeiter, Berufsgenossenschaft, Versorgungsamt
Pflegebedürftigkeit, -versicherung	Hausarzt, Sozialarbeiter, Krankenkasse
Präoperative Beratung	Klinikbetreuer, Arzt, Logopädin
Rehabilitationsmaßnahmen	Arzt und Sozialarbeiter
Schluckprobleme	Medizinische Abklärung, Logopädin
Schmerzen, Rezidiv	Arzt im Rahmen der Tumornachsorge, Radioonkologe, Schmerzambulanzen
Schwerbehindertenausweis	Antrag beim Versorgungsamt, zunächst 100% für erste 5 Jahre, benötigt zur Vorlage für weitere Leistungen z.B. beim Finanzamt, Wohnungsamt
Seelische Bewältigung der Krebserkrankung	Psychotherapeut (Fachrichtung Psychoonkologie), Seelsorger, Arzt
Sterbebegleitung	Palliativmedizin, Hospizbewegung
Steuerermäßigung (auch Kfz)	Finanzamt
Stimmrehabilitation	Arzt, Logopädin
Stomaversorgung	Arzt, medizinischer Produktberater
Tumornachsorge	Arzt, Klinik
Vergünstigung im Nahverkehr („G" im Schwerbehindertenausweis)	Versorgungsamt bzw. Sozialamt

Tab. 3.1: Interdisziplinäre Zuständigkeiten

Erarbeitungsfragen/Lerntipps zu 3.1-3.3:

1. Nennen Sie die typischen Symptome bei Kehlkopfkrebs?
2. Nennen Sie die wichtigsten Berufsgruppen, die den laryngektomierten Patienten direkt nach OP betreuen?
3. Was versteht man unter dem Diagnose-Schock? Was muss man bei der logopädischen Beratung aus diesem Grund beachten?
4. Welches Hauptziel verfolgt das präoperative Gespräch?
5. Wer von der Station muss unbedingt beauftragt werden, vor der Operation mit dem Patienten und dessen Angehörigen zu sprechen?
6. Wie lange dauert in der Regel die logopädische Stimmrehabilitation?
7. Darf man in der ersten Woche nach OP schon Pseudoflüstern oder vermehrt Stimmübungen versuchen?
8. Welche Aufgaben hat der Klinikbetreuer?
9. Was versteht man unter einer Anschlussheilbehandlung?
10. Was bedeutet der Begriff Tumornachsorge?
11. Erläutern Sie die Aufgaben des Sozialdienstes!
12. Wer hilft dem Patienten bei Rezidivschmerzen?

In dieser Lernphase der Orientierung zum Rehabilitationsgebiet „Kehlkopflosigkeit" ist es zweckmäßig, mit vielen Patientenbeispielen (z.B. IRL DVD-Kompendium Laryngektomie 2005, geleitete Patientengespräche im ***Unterricht****, Therapiehospitationen, Dokumentationsspielfilme, s. Literaturverzeichnis) lebendige Informationen zu erhalten. Durch Verknüpfung mit dem medizinischen Grundlagenwissen (2) und den Erläuterungen des Glossars (7.8) können die komplexen Erfordernisse anschaulich vertieft werden. Die funktionalen Veränderungen durch die Operation und deren Kompensation in 3.4 können auch vorgeschaltet werden, sie stehen in direktem Bezug zu dieser Lerneinheit. In der* ***Tabelle 3.1*** *werden die inhaltlichen Erläuterungen zu den verschiedenen Betreuern des kehlkopflosen Patienten zusammengefasst. Überprüfen Sie Ihr Wissen durch Abdecken der rechten Spaltenseite der Tabelle. Referate und Recherchen zu den einzelnen Professionen (z.B. Krankenpflege, Hospizarbeit) beleben den Unterricht und erweitern auch den affektiven Zugang. Vertiefte Informationen findet man auf den Websiten der Selbsthilfegruppe, gute Informationen im Ratgeber „Laryngektomie" von Glunz, Stappert 2006 (auch für Angehörige sehr gut geeignet!) und in Broschüren der Krebshilfe und der Rententräger sowie der medizinischen Hilfsmittelfirmen (s. Anhang 7.4 Kontaktadressen).*
☺ Nutzen Sie als „Landkarte" immer wieder die Abbildung 3.1 „Rehabilitationsverlauf im Überblick"!

3.4 Funktionsveränderungen

3.4.1 Anatomisch-funktionelle Umstellungen

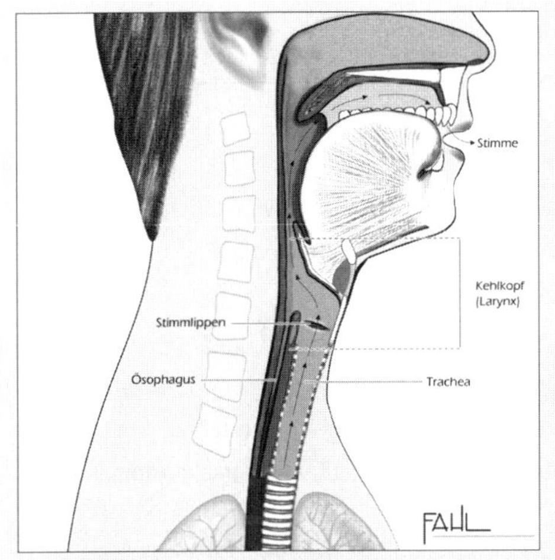

Abb. 3.2: Vor der Laryngektomie

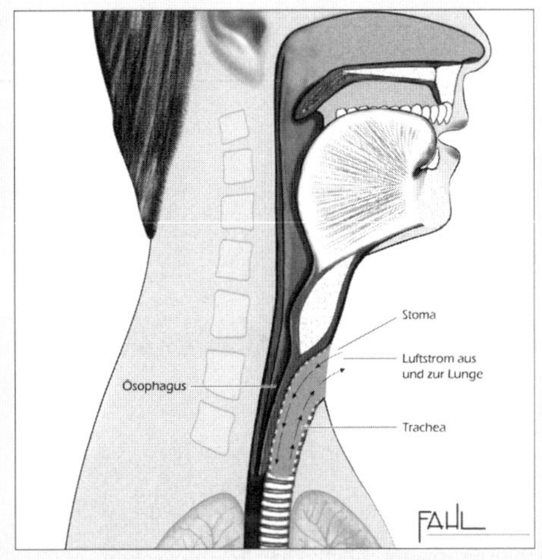

Abb. 3.3: Nach der Laryngektomie

Die Entfernung des Kehlkopfes führt zu zwei wesentlichen Funktionsveränderungen

- *Bleibender Verlust der Kehlkopfstimmfunktion*
- *Komplette Trennung von Atem- und Speiseweg und Anlage eines dauerhaften Tracheostomas (= Halsatmungsöffnung)*

Die sich im Einzelnen ergebenden Veränderungen alltäglicher Körperfunktionen des Atem- und Speiseweges, hygienische Anforderungen und mögliche Hilfsmittel sollen in diesem Kapitel beschrieben werden. Die Kompensation oder in selteneren Fällen mögliche Wiederherstellung dieser Fähigkeiten beschäftigt den Patienten in hohem Maße. Immer wieder wird gerade zu Beginn der logopädischen Therapie der Patient mit Fragen zum Management der Hilfsmittel auch zur Logopädin kommen. Diese sollte eng mit den jeweiligen medizinischen Produktberatern zusammenarbeiten und in Grundzügen mit der Handhabung der jeweiligen Produkte insbesondere dem Absaugen und Kanülenwechsel vertraut sein, um gegebenenfalls die Kenntnisse des Patienten zu überprüfen (Schönweiler 1997). In der Selbsthilfegruppe wird der Patient intensiv von den Tipps und Informationen der anderen Betroffenen profitieren. Erste Anleitungen im Sinne einer Einweisung in die Handhabung der Kanülen und Pflege des Tracheostomas werden während des stationären Aufenthaltes vom Pflegepersonal vermittelt.

Nase	
Nasenatmung	Atmen, Anfeuchten, Erwärmen und Filtern der Luft entfällt
Riechen	kompensierbar
Niesreiz	tracheostomal
Schnäuzen	entfällt
Mund	
Mundatmung	entfällt
Artikulation	erhalten
Nahrungsaufnahme	meist unverändert, Saugen vermindert
Pusten/Pfeifen	vermindert mit Mundluft möglich
Schmecken	ggf. eingeschränkt
Pharynx/Larynx	
Stimmgebung	glottische Stimmgebung und Lachen entfällt
Schlucken	kein Verschlucken möglich, Ausnahme: Shunt-Ventil
Gähnen	Reflex erhalten, Luftaufnahme tracheostomal
Sonstiges	
Heben/Pressen/Abhusten von Trachealsekret	Intensivierung durch Verschluss des Tracheostomas möglich, keine entscheidende Veränderung
Lymphabfluss	eingeschränkt
Bewegungseinschränkungen nach Neck dissection	Arm-, Kopf- und Schulterbewegungen evtl. eingeschränkt, Druckaufbau beim Schlucken erschwert

Tab. 3.2: Zusammenfassung der Funktionseinschränkungen nach LE

3.4.2 Kompensation und Hilfsmittel

Ausgehend von Tabelle 3.2 werden zu den Veränderungen der anatomischen und funktionellen Gegebenheiten mögliche Hilfsmittel und Kompensationsstrategien beschrieben.

Funktionsstörung	Kompensation (funktionell oder apparativ)
Verlust bzw. Veränderung wesentlicher Funktionen des Atem- und Speiseweges	
Tracheostoma	
Nasen- und Mundatmung entfällt	Chirurgische Anlage eines bleibenden (plastischen) Tracheostomas (Halsatemöffnung): Individuell angepasste Trachealkanülen*, Dekanülisierung nach ärztlicher Absprache **Kanülenzubehör:** Tracheokompressen*, Kanülentragebänder*, Stomaöl*, Stoma-Reinigungstücher*, Borkenpinzette*, Kanülenreinigungspulver*, -bürste*, -dose* **Bei Shunt-Ventil-Anlage:** Trachealkanüle mit gefensterter Innenkanüle, gesiebte Außenkanüle*, Shunt-Ventil-Reinigungsbürsten*, -pipetten*, -absaugkatheter*; Verschluss-Stopfen*, spezielle Filter mit Fingerverschluss Fingerfreies Sprechen bei Shunt-Ventil mit Tracheostomaventil
Atemweg	
Anfeuchten, Erwärmen und Filtern der Luft, Atemwiderstand	Larynxschutztücher*, -lätzchen*, -rollis*; -schutzschals*; Künstliche Nasen * (HME = Humid Moisture Exchanger); Tracheofix *
Pflege	Inhaliergerät*; Absauggerät* mit Absaugkatheter* für vermehrt auftretendes Trachealsekret; medizinischer Atemluftbefeuchter
Riechen Kein Naseschnäuzen möglich, Trachealer Niesreiz	Physiologisches Training: parabukkale Luftschaukeltechnik, Gähnstellung, olfaktorische Reize; Nasenriechschlauch
Heben, Pressen, Abhusten	Verstärkter thorakaler Druckaufbau für Husten und Bauchpresse mittels Fingerverschluss des Tracheostomas
Aspirationsvermeidung	Duscheschutz
Notfall	Beatmungstrichter
Schwimmen	Wassertherapiegerät
Mund-/Rachenraum	
Pusten, Pfeifen, Schlürfen	Mit Mundluft reduziert möglich, Verbrühungsgefahr!, leichtes Hauchen, Pusten, Pfeifen später möglich Bei Shunt-Ventil: stärkere Luftabgabe durch den Mund auch für Blasinstrumente möglich
Gähnen	Reflexverhalten erhalten, tracheostomale Luftergänzung
Schmecken	Eingeschränkt

Tab. 3.3: Postoperative Funktionsstörungen und deren Kompensation (* im Erstausstattungsset enthaltene Hilfs- und Pflegemittel)

Stimmverlust	
Kompensation vokaler Möglichkeiten	Pseudoflüstern (Grundlage von Ersatzphonation), Schrift (Schreibtafel*), Gestik und Mimik verstärken
Stimmrehabilitationsarten	**Elektronische Sprechhilfe** (z.B. Servox Digital Inton-Gerät, über PC einstellbar); evtl. mit Mundrohradapter bei Bestrahlungsfolgen, nicht im Erstausstattungsset enthalten, aber zügig zu verordnen nach logopädischer Abklärung (Notsituationen, schnelle Alltagskommunikation) **Shunt-Ventil-Stimmgebung** (tracheo-ösophageal) mit Einweg-Kunststoffventil, wie z.B. Provox, Blom-Singer mit entsprechenden Reinigungsgeräten, -material (s.o.) **Operativ angelegte Neoglottis** („körpereigener Shunt", s. 2.2.2) Für fingerfreies Sprechen: Tracheostomaventile **Ösophagusersatzstimme**
Hilfsmittel	Elektronische Stimmverstärker, Telefonadapter mit Verstärker, Notruf-Signalgerät
Sonstiges	
Lymphabfluss	Lymphdrainage durch Physiotherapeuten bzw. Masseure mit entsprechender Ausbildung nach ärztlicher Absprache frühzeitig möglich
Bewegungseinschränkungen nach Neck dissection	Physiotherapie

Tab. 3.3: Postoperative Funktionsstörungen und deren Kompensation (* im Erstausstattungsset enthaltene Hilfs- und Pflegemittel)

Erstausstattungsset

Bei der Entlassung aus der Klinik wird der Patient mit dem Erstausstattungsset versorgt. Dieses enthält in einer Transporttasche die direkt notwendigen Hilfsmittel.

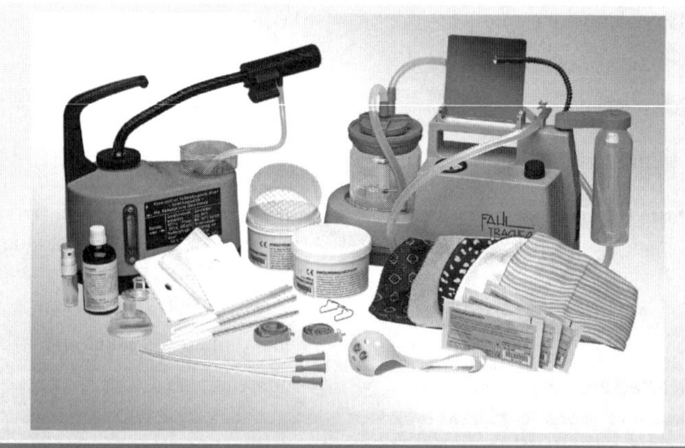

Abb. 3.4: Erstausstattungsset

Auflistung der im Erstausstattungsset enthaltenen Hilfsmittel

- 2 verschieden lange Trachealkanülen
- Tracheokompressen
- Kanülentragebänder
- Stomaöl
- Borkenpinzette
- Stoma-Reinigungstücher
- Reinigungsbürsten, -pulver, -dose
- Larynxschutzlätzchen, -tücher, -rollis
- HME-Filter
- Duscheschutz
- Absauggerät und -katheter
- Inhaliergerät
- Schrifttafel

Tracheostoma/Trachealkanüle

Funktion Trachealkanüle

Die Anlage eines Tracheostomas erfordert zunächst das Tragen einer Kanüle (Innenkanüle = Seele und Außenteil), die die neue Körperöffnung stabilisiert und den Atemweg frei hält. In den meisten Fällen trägt der Patient später keine Kanüle mehr. Die Entwöhnung von der Kanüle durch immer länger werdende Zeiten ohne Kanüle (= Dekanülisierung) ist in Zeitpunkt und Dauer vom behandelnden Arzt zu entscheiden! Zwei individuell angepasste Silberkanülen oder Silikon-Kunststoffkanülen werden schon bei Entlassung im Erstausstattungsset bereitgestellt. Der Patient ist meist in der Lage, diese bei Entlassung selbstständig zu wechseln und zu säubern. Zur Bestrahlung muss der Patient eine Kunststoffkanüle tragen (Reflexionen!). Shunt-Ventil-Träger müssen eine im oberen Kanülenbogen **gesiebte Kanüle** tragen (s. **5.9.4**; siehe dort auch: Sprechkanüle).

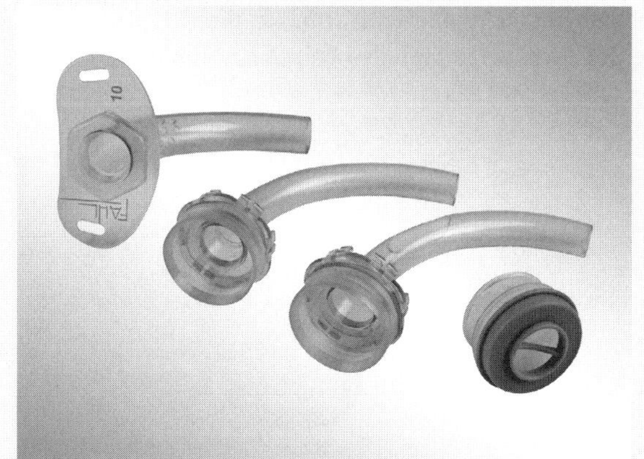

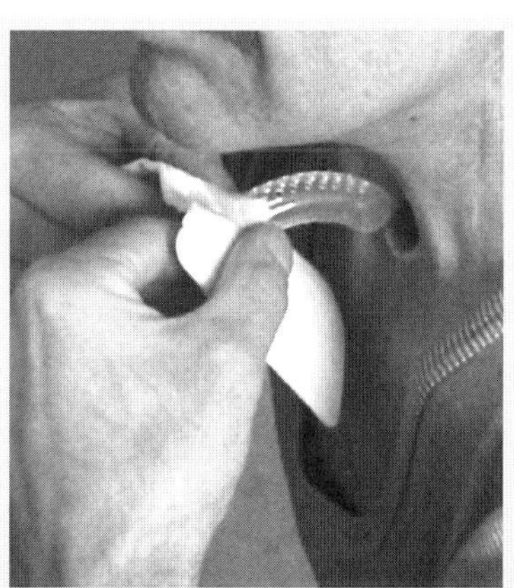

Abb. 3.5: Trachealkanülen (Fahl Medizintechnik) und Einsatz der Kanüle (Fahl Medizintechnik)

Kanülenzubehör

Eine Tracheokompresse hält die Hautumgebung des Stomas trocken und steril und beugt Druckstellen vor. Die Kanüle wird mit einem Kanülentrageband um den Hals fixiert. Die Säuberung des Stomas erfolgt mit Stomaöl, Stoma-Reinigungstüchern, Borkenpinzette, Kanülenreinigungspulver, -bürste, -dose.

Atemweg/Atemfunktionen

Die Veränderung des Atemweges über die Halsatmungsöffnung erfordert einen Ausgleich der fehlenden Nasenfunktionen (Anfeuchten, Erwärmen, Filtern, Atemwiderstand, Fremdkörperschutz). Dieses wird zunächst mit entsprechenden Larynxschutztüchern, -schutzlätzchen, -rollis, -schutzschals erfolgen, die auch modisch angepasst werden können. Es sollte auf jeden Fall versucht werden, den Patienten mit einem Wärme-Feuchtigkeitsfilter (HME, engl.) zu versorgen. Diese funktionieren als **„künstliche Nase“** mit stärkerem Atemwiderstand. Sie können auf Kanülen oder Stomabuttons aufgesetzt oder direkt auf die Halshaut aufgeklebt werden. Stomafilter können mit einer Möglichkeit für den Shunt-Ventil-Träger versehen sein, durch Druck auf den Filter bzw. automatisch über einen Mechanismus das Stoma zu verschließen und damit das Sprechen zu ermöglichen (**s. 5.9.4 Tracheostomaverschluss**). Für den Notfall muss bei Beatmung ein Beatmungstrichter genutzt werden. Beim Duschen sollte der Patient einen Duscheschutz nutzen. Schwimmen ist nach Schulung durch einen Beauftragten des Kehlkopflosenverbandes mit einem Wassertherapiegerät möglich. Ebenso kann das Riechen durch einen Nasenriechschlauch kompensiert werden. Die Mundluft kann mittels einer parabukkalen (zwischen den Wangen) Luftschaukeltechnik, die mit Gähneinstellung kombiniert wird (mit Logopädin zu trainieren, Hilgers 2000), leichtes Naseschnauben, Pusten und olfaktorische Reize (Schmecken, Riechen) möglich machen. Das Naseschnäuzen ist nicht möglich. Grundsätzlich sollte der Patient zur Pflege der Atemwege täglich 1- bis 2-mal inhalieren und mit

HME = Heat and Moisture Exchanger

Inhalieren/Absaugen

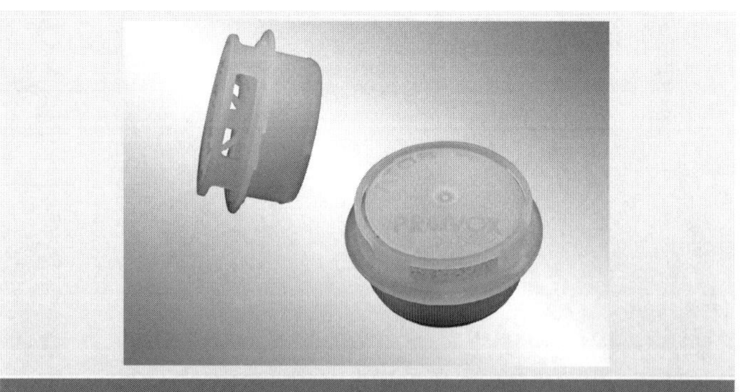

Abb. 3.6: Provox Tracheostomafilter HME (Fahl Medizintechnik)

einem Absauggerät und sterilen Kathetern das Trachealsekret absaugen. Ambulante Geräte mit Akkus für die Reise können verordnet werden. Im Winter kann trockene Heizungsluft zu Verborkung führen. Eine Luftbefeuchtung in den Haupträumen ist dringend anzuraten. Heben, Pressen und Abhusten erfolgen durch Druckaufbau beim Verschluss des Tracheostomas. Gähnen erfolgt reflexhaft. Die Luft wird tracheostomal ergänzt.

Mund- und Rachenraum
Auf die Gefahr des Verbrühens beim Essen sollte der kehlkopflose Patient unbedingt hingewiesen werden, weil er nicht pusten oder schlürfen kann. Das Schmecken ist durch die Luftschaukeltechnik begrenzt kompensierbar. Durch Bestrahlung oder Operationsschädigungen können bleibende oder passagere Veränderungen auftreten (Geschmacksnerven). **Schlucken** kann erschwert sein. Eventuell müssen durch Bougierungen (ärztlicher Eingriff) die „Transportwege“ geweitet werden.

Stimmverlust
Siehe hierzu die Erläuterungen in den entsprechenden Kapiteln 3.5 und 5 zu den einzelnen Ersatzstimmmethoden.

Sonstiges
Eingeschränkte Arm-, Kopf- und Schulterbewegungen sollten durch gezielte physiotherapeutische Maßnahmen therapiert werden. Die Lymphdrainage ist eine Massagebehandlungsmethode, die den infolge der Neck dissection erschwerten Abfluss der Lymphe (Schwellungen!) erleichtert.

Erarbeitungsfragen/Lerntipps zu 3.4:

1. Zu welchen zwei wesentlichen Funktionsveränderungen führt die Laryngektomie?
2. Kann der kehlkopflose Patient lachen?
3. Kann sich der kehlkopflose Patient verschlucken?
4. Worauf muss der kehlkopflose Patient beim Essen heißer Speisen besonders achten?
5. Wozu dient eine Trachealkanüle? Welche Kanüle braucht der mit Shunt-Ventil versorgte Patient? Begründen Sie Ihre Entscheidung!
6. Was ist ein Erstausstattungsset?
7. Wozu dienen Absauggerät und Inhaliergerät? Erläutern Sie deren Notwendigkeit aufgrund der physiologischen Veränderungen und beschreiben Sie die Grundfunktion der Hilfsmittel patientengerecht.
8. Der von Ihnen betreute Patient hat Schwierigkeiten mit der Abdichtung des Tracheostomas beim Sprechen. Wie könnte eine gute Versorgung aussehen?
9. Warum sollte man das Tracheostoma mit einem Filter versorgen?
10. Was versteht man unter HME?
11. Wer betreut in erster Linie die Anleitung zum Kanülenwechsel und zur Tracheostomapflege während des stationären Aufenthaltes nach der Operation?
12. Welche Berufsgruppe unterstützt Sie bei der Anwendung von Hilfsmitteln?

Machen Sie sich in einem Zwischenschritt vor dem Lernen der funktionalen Veränderungen beim Patienten zunächst die regulären physiologischen Funktionen bewusst (siehe Schindelmeiser 2005). Im ***Unterricht*** *sollte die Anwendung der Hilfs- und Pflegemittel durch eine ausführliche Schulung mit praktischem Material durch einen medizinischen Produktberater ergänzt werden (s. Anhang 7.4 Internet-Kontaktadressen).*

3.5 Stimmrehabilitation im Überblick

s. 5.1.2 Rahmenplan

Inhalte, Ziele, Verlauf und Rahmenbedingungen der logopädischen Therapie sollen in diesem Kapitel im Sinne von „Behandlungsleitlinien“ in ihrer chronologischen Abfolge beschrieben werden. Nur bei ca. 6% der kehlkopflosen Patienten ist nach Seidner, Eysholdt (2005) damit zu rechnen, dass sie stimmlich nicht zu rehabilitieren sind. Es existiert demnach ein konkreter Handlungsbedarf für die Stimm- und Sprechtherapie. Nach Angaben des dbl (Deutscher Bundesverband für Logopädie e.V.) von 2005 haben 5% der berufstätigen LogopädInnen Laryngektomie als Behandlungsschwerpunkt.

Behandlungsziele der logopädischen Therapie

- *Wiederherstellen der stimmlich-verbalen Kommunikationsfähigkeit mittels Ersatzstimmtechniken*
- *Psychosoziale Begleitung und Beratung über den gesamten Rehabilitationsweg*
- *Erarbeitung alternativer kommunikativer Strategien*
- *Anleitung und Beratung zum Hilfsmittelmanagement*

Stimmrehabilitationsarten (= Ersatzstimmtechniken)

Ösophagusstimme (s. 5.8)

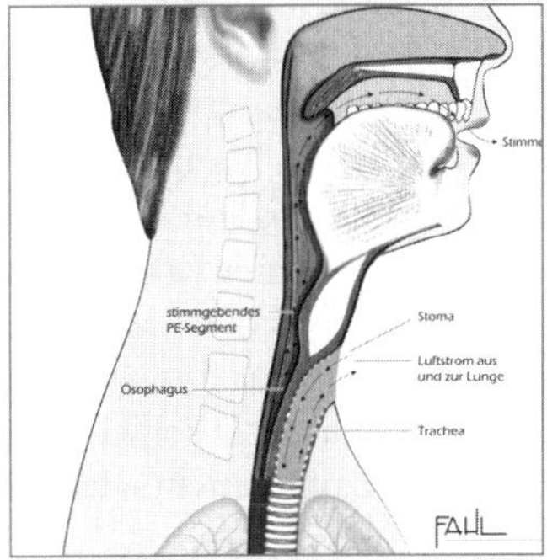

Körpereigene Tonbildung am PE-Segment mit „aufgestoßener“ Luft aus der Speiseröhre

Tracheo-ösophageale Stimmgebung mit Shunt-Ventil (s. 5.9) bzw. „Neoglottis“ (s. 2.2.2)

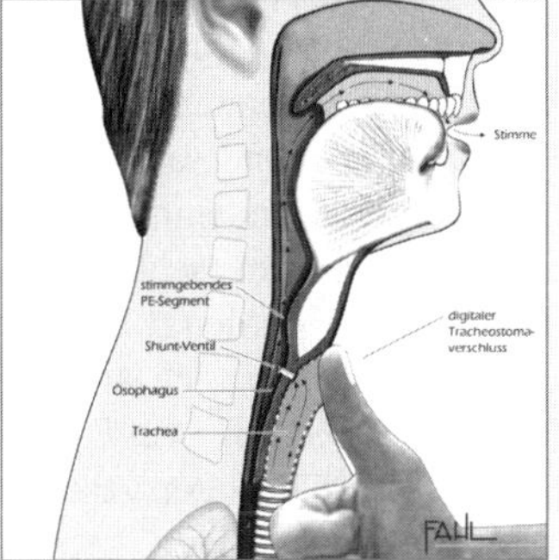

Körpereigene Tonbildung am PE-Segment über chirurgisch angelegtes Ventil mit Luftumlenkung der Lungenluft

Elektronische Sprechhilfe (s. 5.10)

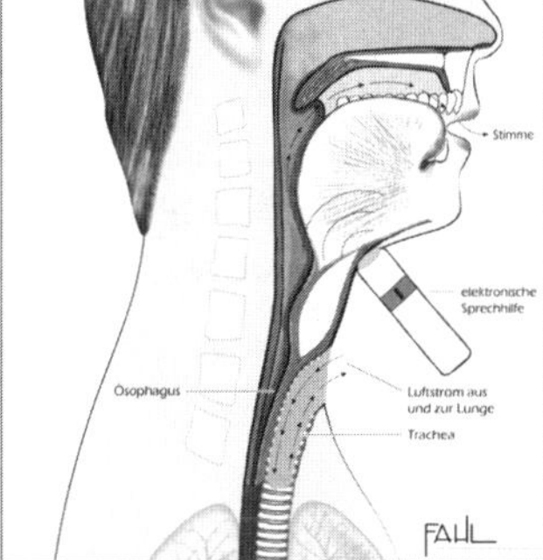

Tonbildung durch Übertragung eines Grundtones mit elektronischem Gerät in den Mundraum von außen

Abb. 3.7: Ersatzstimmtechniken

Die Integration aller dieser Ziele ist nur durch die interdisziplinäre Vernetzung von Therapeuten verschiedener Fachrichtungen möglich, wobei entscheidende Anteile vom Patienten selbst mit seinem sozialen Umfeld (Maddalena in Eckel 2004) geleistet werden müssen. Der Erwerb neuer Kompetenzen zur Kommunikation mit einer Stimme, die eine vollständige „normale“ Stimmbildung ausschließt, ist ein Interaktionsprozess zwischen Stimmrehabilitation, Erwerb von technischen Fertigkeiten im Management der Hilfsmittel und dem Prozess der Krankheitsbewältigung (ebd.).

soziale Kontakte und Prognose

Ein frühzeitiges Aufgreifen sozialer Kontakte auch bei zunächst negativen Konsequenzen für das Selbstwertgefühl und Empfinden wegen der Stimmlosigkeit sind nach Maddalena kennzeichnend für eine gute Stimmrehabilitation (Maddalena 1997).

Von Beginn an wird mit dem präoperativen Kontakt und begleitend zum stationären Aufenthalt eine ausführliche **Anamnese und Diagnostik** zum vollständigen Befund ergänzt, wobei eine detaillierte Aktendokumentation die adäquate Beratung des Patienten ermöglicht.

Zum unbedingt notwendigen Qualitätsstandard einer logopädischen Therapie gehört das **präoperative Gespräch** der Logopädin. Parallel dazu sollte vom Arzt/Pflegepersonal der Kontakt zu einem gut rehabilitierten Vertreter des Kehlkopflosenverbandes hergestellt werden (Burgstaller-Gabriel in Kattenbeck 2006; Hagen in Eckel 2004). Dieses Gespräch bietet einen ersten Baustein für eine solide Patient-Therapeut-Beziehung und macht den Schritt zur Operation tragfähig. Es dauert in der Regel 15-45 Minuten und sollte mit einem „Extratermin“ zu einem Angehörigengespräch kombiniert werden. Diese präoperativen logopädischen Termine sollten auch über externe Logopäden ermöglicht werden, wenn ein Kliniklogopäde nicht zur Verfügung steht.

Compliance (s. Glossar 7.8 und 6.3)

Ab dem 3. postoperativen Tag wird die **stationäre logopädische Betreuung** begonnen. In der zweiten Woche nach OP werden Pseudoflüstern und Artikulationsübungen neben Tonus- und Atmungsarbeit Stundeninhalte sein. Ab dem 10.-14. Tag kann nach erfolgreichem Probeschluck mit der **Anbahnung der Ersatzstimme** begonnen werden (Empfehlungen v. Zorovka in Eckel 2004). Generell empfehle ich aus meiner klinischen Erfahrung, auch während der ersten zwei Drittel der Bestrahlung bei schwieriger Stimmgebung die logopädische Therapie fortzuführen (mindestens 1 Termin pro Woche).

ab dem 10.-14.Tag nach OP und Röntgen-Probeschluck: **Anbahnung der Ersatzstimme**

Generell ist zu betonen, „dass **operative Maßnahmen zur Stimmrehabilitation** nach Laryngektomie für die Patienten einen so bedeutenden Vorteil bieten, dass nur in seltenen Ausnahmen auf eine solche operative Stimmrehabilitation [z.B. Shunt-Ventil, laryngoplastische Verfahren, Anlage „Neoglottis“, Anmerk. d.Verf.] verzichtet werden sollte“ (Eckel 2004). Auch bei sekundärer Versorgung mit Shunt-Ventil ist eine erfolgreiche Rehabilitation zu erwarten (ebd.). Eine Anpassung von Tracheostomaventilen zum fingerfreien Sprechen sollte versucht werden. Die Stimmrehabilitation sollte so schnell wie möglich vom Einsatz der Schrifttafel, von Mimik und Gestik sowie des Pseudoflüsterns hin zu einer der

3-Säulen-Rehabilitationsmodell:
- Ö-Stimme
- Shunt-Ventil/„Neoglottis“
- Elektronische Sprechhilfe

drei „Säulen" der vokalen Stimmrehabilitation geführt werden (Schultz-Coulon 1993), wobei jede einen individuell unterschiedlichen Lernprozess und andersartige Problemstellungen mit sich führt. Insgesamt betrachtet setzt sich aufgrund des schnellen Lernprozesses und der überlegenen Stimm- und Sprechqualität die tracheo-ösophageale Stimmgebung mit Shunt-Ventil immer mehr durch. Die elektronische Sprechhilfe muss – falls einsetzbar (s. Kontraindikationen, 5.12) – auf jeden Fall verordnet und trainiert werden (bedenke: Notsituationen, Telefon, alleinstehende Personen). Sollte zunächst eine Abwehr gegenüber der elektronischen Sprechhilfe vorhanden sein, kann sie in größeren Abständen mit dem Patienten gemeinsam ausprobiert werden.

Elektronische Sprechhilfe, warum?

Die **ambulante logopädische Stimmbehandlung** sollte m.E. zunächst mit 2-3 Terminen pro Woche einsetzen. Eine Reha-Maßnahme kann im Sinne einer Intensivbehandlung starke Fortschritte in der Stimmrehabilitation fördern. Die Methoden aus der allgemeinen Stimmtherapie mit den Bereichen Tonus, Atmung, Artikulation incl. Pseudoflüstern, Intention, Mimik und Gestik sowie Mundmotorik bilden die Grundlage für die spezifische Erarbeitung der Stimmtechniken (s. Rahmenplan 5.1.2). Besonders bei den Methoden im Bereich Tonus und Atmung ist eine vertiefte Erarbeitung psychosomatischer Bezüge (vgl. Therapie der funktionellen Dysphonie) fehlindiziert, weil adäquate Tonus- und Atmungsverhältnisse möglichst schnell zur Erarbeitung der Stimme genutzt werden sollten. Eine zu intensive Körperarbeit, die Schutz- und Widerstandsreaktionen des Patienten übergeht, ist zu vermeiden und eventuell in eine psychotherapeutische Parallelbehandlung zu integrieren (jüngere Patienten). Der Verlust des Kehlkopfes und die Krebsängste beeinträchtigen das Selbstwertgefühl des Patienten in hohem Maße (vergleichbar posttraumatischen Reaktionen).

Es zeigt sich jedoch, dass selbst Patienten mit äußerlich starken Verspannungen des Schulter-Nackenbereiches trotzdem sehr gute Ösophagustöne oder tracheo-ösophageale Töne produzieren können. Diese gilt es möglichst schnell zu verstärken und durch Wiederholung zu stabilisieren.

nach ½-1 Jahr meist spontansprachliche Kommunikation mit Ö-Stimme im Alltag möglich

Insgesamt zeigt sich, dass das Geschlecht keinen negativen Faktor beim Erlernen der Ösophagusstimme darstellen muss (Kürvers 1997). Sollte nach einem Jahr noch kein zufriedenstellendes Sprechtempo aufgrund fehlender Ö-Tonbeschleunigung möglich sein, so ist in der Regel mit einem flüssigen Sprechen im Alltag mit der Ö-Stimme nicht mehr zu rechnen. Falls dies nach einem halben Jahr erkennbar ist, muss rechtzeitig mit dem Training der anderen Möglichkeiten intensiv begonnen werden und gleichzeitg sollten auch ein „Abschiedsprozess" und eine Auseinandersetzung mit den Grenzen der Stimmmöglichkeiten bzw. Therapie in Betracht gezogen werden. Eine Untersuchung der anatomischen und funktionalen Gegebenheiten (Röntgenuntersuchung des PE-Segments, Ösophagusmanometrie) und – falls noch nicht erfolgt – eine Durchtrennung des Musculus cricopharyngeus (Myotomie) sollten zur endgültigen Abklärung bzw. Behebung der Probleme durchgeführt werden. Insgesamt ist bei der klassischen Ö-Stimme mit etwa 100 Therapieeinheiten zu rechnen (Kürvers 1997; Burgstaller in Kattenbeck 1986). Die Anwendung der Injektions- bzw. Verschlusslautinjektionsmethode erzeugt nach meiner klinischen Erfahrung eine ökonomischere Stimmtechnik und erweiterte Leistungswerte der Ö-Stimme. **Mischformen der Methoden zur Ösophagusluftaufnahme** sind – falls effektiv – unbedingt zu fördern (s. 5.8.3 und 5.8.6). Die Stimmtherapie wird meist als 30- bis 45-minütige Einzeltherapie durchgeführt. In der Klinik bieten sich häufigere, kürzere Einheiten zu Beginn an, weil es sonst zu Überforderung im Lernprozess gerade beim unangenehmen und ungewohnten Prozess der Ösophagusluftaufnahme kommen kann. Gruppentherapien erlauben interaktive Kommunikationsübungen und stärken den Patienten in der Fremdbeobachtung, Informationsgewinnung und Auseinandersetzung mit Kommunikationsproblemen (bedenke auch die Möglichkeiten der Selbsthilfegruppe!). Der **Transfer** nutzt Rollenspiele und In-vivo-Training. Hier zeigen sich Akzeptanz und Umsetzungsmöglichkeit der neuen Stimmgebung. In dieser Phase sind über individuelle Gespräche, alltagsorientierte Auswahl der Übungssituationen und ein empathisches Umgehen mit Widerständen und Versagensängsten neue Wege zur Kommunikation zu suchen. Die Integration der Angehörigen erleichtert das Anwenden neuer Stimmmuster.

Rollenspiele und In-vivo-Arbeit

Erarbeitungsfragen/Lerntipps zu 3.5:

1. Nennen Sie die drei Stimmrehabilitationstechniken!
2. Nennen Sie die Hauptziele der logopädischen Therapie nach LE!
3. Welche Faktoren begünstigen eine gute Stimmrehabilitation (Prognose)?
4. Wie lange braucht der Patient i.d.R. mit Unterstützung durch logopädische Therapie, um spontansprachlich mit der Ö-Stimme in Alltag und Beruf kommunizieren zu können?
5. Lernen Frauen schlechter die Ersatzstimmen als Männer?
6. Was wird in den ersten Stunden der logopädischen Therapie nach der Operation trainiert?
7. Wann beginnt man mit der Anbahnung der Ersatzstimme?
8. Warum ist der Einsatz der elektronischen Sprechhilfe falls möglich auch zu trainieren?
9. Werden das Sprechen mit dem Shunt-Ventil bzw. operative Stimmrehabilitationsverfahren heutzutage als vorteilhaft gegenüber der klassischen Laryngektomie mit Ösophagusstimme betrachtet?
10. Welche Bedeutung haben Tonus- und Atmungsarbeit in der logopädischen Therapie?
11. ☺ Wo finden Sie in diesem Buch den zur Orientierung wichtigen und nützlichen Rahmenplan der logopädischen Behandlung?
12. Mit welchen Methoden wird der Transfer unterstützt?

Geleitete Gesprächs- und Therapiehospitationen mit kehlkopflosen Sprechern veranschaulichen mögliche Fragestellungen der logopädischen Therapie (ebenso Filme des IRL, DVD-Kompendium 2005, Patientengespräche, Dokumentarfilme). Im ***Unterricht*** *erschließt sich dieses übergeordnete Wissen aus 3.5 vollständig erst nach Detailkenntnissen mit methodischer Selbsterfahrung der Themen aus* ***Kapitel 5*** *und eventuell eigener supervidierter Therapie mit Patienten an der Ausbildungsstätte.*

4 Logopädische Diagnostik

4.1 Anamnese

Die Erhebung der Anamnese (= Krankheitsvorgeschichte; griech.: sich erinnern) beginnt mit dem präoperativen Gespräch mit dem Patienten und dessen Angehörigen. In diesen ersten Kontakten stehen das gegenseitige Kennenlernen und der Aufbau eines ersten Vertrauensverhältnisses im Vordergrund. Der Patient kann noch mit seiner „alten" Stimme kommunizieren, so dass oft vielfältige Informationen gewonnen werden können, die den psychosozialen Kontext beleuchten (Krankheitsverlauf, psychische Verfassung, soziale Integration/familiärer Kontext, Hobbys und Freizeitgestaltung). Nach Motzko et al. (2004) empfehle ich auch das Erfragen von Vorerfahrungen und einen Stimulierungsversuch zum Ruktus.
Fortlaufend werden die medizinischen und psychosozialen Daten ergänzt und im Anamneseteil des Befundbogens protokolliert. Von Beginn an sollten Inhalte aus Informationsgesprächen mit den operierenden Ärzten, dem Pflegepersonal, Sozialdienst und direkte schriftliche Berichte (OP-Bericht, Entlassungsbrief, konsiliarische Untersuchungen, Dokumentation der HNO-Verlaufsakte der Pflegestation) mit einbezogen werden. Im Folgenden werden die wichtigsten anamnestischen Themenbereiche einschließlich des medizinischen Befundes zu einzelnen Punkten vorgestellt und in ihrer Bedeutung erläutert.

1. Medizinische Befunde
Wichtige Informationen können der HNO-Akte, dem OP- oder Entlassungsbericht entnommen werden. Für das Erlernen des Pseudoflüsterns und der Ersatzstimmen ist ein gutes Hörvermögen für die Eigen- und Fremdwahrnehmung der oft auch leisen Stimmgebung von Bedeutung. Wegen der Bestrahlung werden oft sogenannte „Risikozähne" gezogen. Ein unvollständiges Gebiss schränkt die Artikulation und die Nahrungsaufnahme ein.

2. Anamnese
Die in den Klammern beispielhaft angegebenen Themenbereiche erleichtern das Erfragen bestimmter Fakten, geben aber auch Hinweise zur Gesprächsführung der Anamnese (teilstrukturiertes Gespräch), die sich an den Bedürfnissen des Patienten orientiert.

2.1. Allgemeine Krankengeschichte
Bestehende Erkrankungen können die Belastbarkeit des Patienten einschränken (z.B. chronische Bronchitis).

2.2. Spezifische Krankengeschichte

Es werden Hinweise auf die Verarbeitung und den Umgang mit der Krebserkrankung erfragt, z.B. kann durch negative Verläufe von Krebserkrankungen eine resignative Grundhaltung in der Familie entstehen.

2.3. Bisherige Behandlungen/sonstige therapeutische Maßnahmen

Eine Verschaltung wichtiger Therapiemaßnahmen kann geplant werden.

2.4. Sozio-ökonomische Situation

Die sozialmedizinische Rehabilitation ist von einem tragfähigen Wechselspiel professioneller Hilfe und individueller Bewältigung von Problemen im Sinne eines stabilen Netzwerkes abhängig. Finanzielle Probleme wie z.B. hohe Fahrtkosten können die Durchführung der logopädischen Therapie gefährden.

2.5. Auswirkung funktioneller Faktoren

Es ist auch Aufgabe der Logopädin, Beratung oder Hilfe zum Management von Hilfsmitteln zu geben bzw. die Kontakte z.B. zu medizinischen Produktberatern zu knüpfen. So kann ein fehlendes Luftbefeuchtungsgerät die Atemwege des Patienten chronisch belasten und die Stimmrehabilitation erschweren.

2.6. Spezifische Kommunikationsprobleme

Durch genaues Nachfragen ergeben sich wichtige Informationen zu allen relevanten Bereichen der Stimmrehabilitation, z.B. zum Transfer oder Einsatz und Akzeptanz der neuen Stimme im Alltag – auch von Seiten des Umfeldes.

2.7. Psychosoziale Situation

Krisenhaftes Erleben und realer Rückzug des Patienten, aber auch zu hohe Erwartungen sind oft Folge der vielen unterschiedlichen Anforderungen an den Patienten und die Angehörigen. So können z.B. überbesorgte Angehörige einen selbstständigen Umgang mit den Stimmtechniken verhindern, indem sie dem Patienten „gut gemeint“ zu viele Außenkontakte abnehmen. Im Gespräch können bestimmte „Muster“ im Familiensystem erkannt und berücksichtigt werden.

4.2 Befunderhebung

Zur Ermittlung der Störungsschwerpunkte und Festlegung der Therapieziele ist eine detaillierte Befundung notwendig. Der Stimm- und Sprechstatus wird zunächst zum allgemeinen Kommunikationsverhalten, zu Verständigungsstrategien sowie den assoziierten Bereichen (Tonus, Atmung, Artikulation) beurteilt. Spezifische Tests zu den einzelnen Ersatzstimmen werden im Gespräch, anhand von Lesetexten, ausgewählten Items und der Handhabung von technischen Anforderungen (Tracheostomaverschluss beim Shunt-Ventil; Handhabung Taster, Ansatzstelle, Einstellung des elektronischen Sprechgerätes) durchgeführt. Im letzten Teil des Befundbogens können erste Störungs- und Therapieschwerpunkte zu den Stimmrehabilitationsarten stichpunktartig eingetragen und Hinweise und Empfehlungen zur Motivation, Behandlungsbedürftigkeit und zum weiteren Vorgehen angegeben werden. Es sollen im Folgenden nur einzelne Bereiche exemplarisch erläutert werden.

3.1. Ösophagusstimme
Ösophagustonproduktion:
Zum Einschätzen der Methode der Ösophagusluftaufnahme, die der Patient anwendet, kann die Tabelle 5.2 als Beobachtungsbogen genutzt werden, wobei man die Aktivität in den einzelnen Funktionsbereichen ankreuzen kann. Mischformen sind möglich und z.B. zur Verbesserung unzureichender Injektionskräfte bei der Ölau (Ösophagusluftaufnahme) auch erforderlich.
Maximale Phonationsdauer:
Durchschnitt: 1,5-3 Sekunden (Stoppuhr!)
Sprechleistung:
Unterstreichen Sie, auf welcher Stufe Übungen bzw. Spontansprache ohne größere Anstrengung möglich sind.
Sprechtempo beim Lesen eines Textes:
Durchschnitt: 120 Wörter/Minute

3.2. Shunt-Ventil
Shunt-Ventil-Versorgung:
Notieren Sie den Typ des Ventils; erfolgte Neoglottis-Anlage?; primäre oder sekundäre Versorgung; Qualität des Tracheostomaverschlusses und Besonderheiten, erfragen Sie die durchschnittliche Verweildauer des Ventils (Norm ca. 100 Tage).
Maximale Phonationsdauer:
Durchschnitt: 7 Sekunden und mehr (Stoppuhr!)
Sprechleistung:
Unterstreichen Sie, auf welcher Stufe Übungen bzw. Spontansprache ohne größere Anstrengung möglich sind.

Sprechtempo beim Lesen eines Textes:
Durchschnitt: 160 Wörter/Minute

3.3. Elektronische Sprechhilfe

Einstellung des Gerätes:
Achten Sie besonders auf die adäquate Einstellung der Tonhöhe (Tragfähigkeit besser bei hohen Tönen; Geschlecht)
Koordination Tongebung/Sprechen:
Beurteilt wird, wie lange die Sprechphrasen des Patienten sind (sinngemäß; im Mittel 5-7 Wörter); ob der Patient synchron mit dem Sprechen die Taster betätigt.

3.4. Allgemeines Kommunikationsverhalten und Verständigungsstrategien/Präoperativer Status

Pseudoflüstern:
Ein überanstrengtes Pseudoflüstern verhindert einen guten Einsatz der Shunt-Ventil- oder Ö-Stimme.
Artikulation/Mundmotorik:
Artikulationsdefizite, z.B. durch Zungenteilresektionen, können die Ölau und die Artikulation stark erschweren. Gaumensegelresektionen verhindern einen effizienten velopharyngealen Verschluss und erlauben keinen effizienten Druckaufbau für die Ölau bei der Injektionsmethode und keine gute Resonanzbildung für die Artikulation.
Tonus:
Einschätzung des Grades von gesamtkörperlicher Muskelspannung; Angabe von Besonderheiten, z.B. starke Verspannung der Arme, Schonhaltungen durch Schmerzen
Atmung:
Einschätzung des Grades der Abweichung von der interkostal-abdominalen Atmung; Angabe von Besonderheiten, z.B. thorakale Hochatmung, starke Atemgeräusche, auffällige Ruheatmung
Präoperativer Stimm- und Sprechstatus:
Im präoperativen Gespräch kann man Eindrücke gewinnen, welche Gewohnheiten und Fragestellungen – unabhängig von den Veränderungen durch die Laryngektomie oder Bestrahlung – die Stimme und das Sprechen beeinflussen, um sie bei der Planung der Therapieziele zu berücksichtigen.

4. Interpretation und Zusammenfassung der Ergebnisse

In diesem Abschnitt können Sie übersichtsartig erste Therapieziele und Methoden der Erarbeitung zu den verschiedenen Stimmrehabilitationsarten und zum Pseudoflüstern notieren. Beurteilen Sie auch die Motivation und Zielsetzung des Patienten, die Behandlungsbedürftigkeit und das weitere Vorgehen. Sie haben somit erste Stichpunkte zum Schreiben eines Therapieplans oder Kurzbefundes.

4.3 Spezielle Tests

4.3.1 PLTT als Sprachverständlichkeitstest

Zur Überprüfung der Qualität und Verständlichkeit der Ösophagusstimme sind verschiedene Tests entwickelt worden, die auf der auditiven Beurteilung phonetisch ähnlichen Materials beruhen und dazu meist Items bekannter audiologischer Tests benutzen. Stellvertretend soll der Postlaryngektomie-Telefontest (PLTT) beschrieben werden, der im klinischen Alltag ein einfaches Messinstrument zur Beurteilung der Therapieerfolge, des Vergleichs verschiedener Patienten und der verschiedenen Stimmtechniken darstellt (Zenner/Pfrang 1986).

Vorgehen: Der Patient zieht nach dem Zufallsprinzip zwanzig wechselnde Einsilber und fünf wechselnde Sätze aus einer Kartei und spricht diese über eine Telefonverbindung der untersuchenden Logopädin (kein Sichtkontakt, anderes Zimmer) vor. Diese vergleicht die Zahl der übereinstimmenden Worte und Sätze und trägt die Sprachverständlichkeit in ein dem Sprachaudiogramm analoges Formular ein. Dazu kann Material aus der Sprachaudiometrie, z.B. der Freiburger Einsilbertest und der Marburger Satzverständnistest, genutzt werden. Der Test ist einfach und schnell durchzuführen (10 Minuten), reproduzierbar und ausreichend unabhängig vom normal hörenden Untersucher. Zudem bietet er für einen klinischen Test einen erkennbaren Bezug zu alltäglichen Kommunikationsanforderungen (Gespräche mit Bekannten, Nachbarn etc.). Erfahrungsgemäß fällt durch die Erschließbarkeit der Wörter im Gesamtzusammenhang das Satzverständnis meist besser aus als das Wortverständnis (Bohinc 2004). Die Einschätzung der Verständlichkeit steht bei diesem Test im Vordergrund. Die Qualität der Stimmgebung und die Sprechanstrengung sind durch auditive Beurteilung sowie Messung von Phonationsdauer und Lautstärke zu ermitteln.

PLTT-Formular

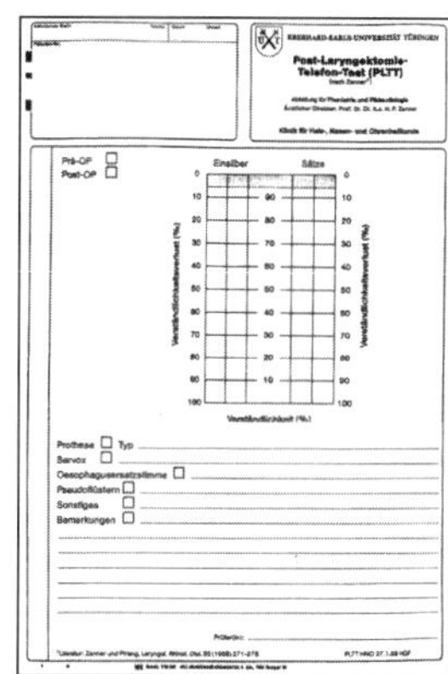

Post-Laryngektomie-Telefon-Test (PLTT)

Klinik für Hals-, Nasen- und Ohrenheilkunde

Prä-OP ☐
Post-OP ☐

Einsilber | Sätze

Verständlichkeitsverlust (%)

Verständlichkeit (%)

Prothese ☐ Typ
Servox ☐
Oesophagusersatzstimme ☐
Pseudoflüstern ☐
Sonstiges ☐
Bemerkungen ☐

s. Wort- und Satzmaterial zum PLTT, Anhang 7.2

4.3.2 Blom-Singer-Insufflationstest

Blom-Singer-Insufflationstest

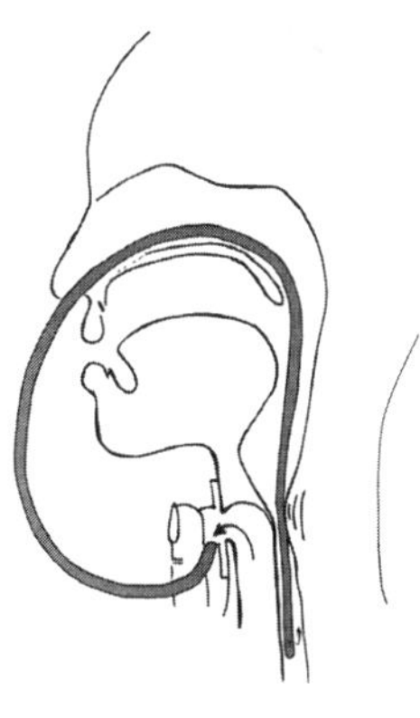

Dieses spezielle apparative Untersuchungsverfahren erlaubt Aussagen über den Spannungszustand und die Schwingungsfähigkeit des PE-Segments bei Stimmgebung. Der Test erlaubt die Abklärung, ob eine Shunt-Ventil-Anlage sinnvoll ist. Bei Problemen, die klassische Ösophagusstimme zu erlernen, liefert der Test Hinweise über hypertone Spannungsverhältnisse z.B. aufgrund von Narbenzügen oder Stenosen. Er kann ein Entscheidungskriterium über die Erlernbarkeit der Ösophagusstimme sein.

Vorgehen: Bei der Untersuchung wird dem Patienten ein Tracheostoma-Adapter an seinem Tracheostoma fixiert. An diesen Adapter wird zur Weiterleitung des Luftstromes der Lunge ein Gummischlauch angeschlossen, der über die Nase in den Pharynx reicht und dessen Öffnung unterhalb des oberen Ösophagussphinkters (PE-Segment) im thorakalen Bereich endet. Der Patient soll nach bequemer Einatmung den Tracheostoma-Adapter verschließen und bis 15 zählen bzw. so lange wie möglich auf /a/ phonieren. In der Regel liegt die Phonationsdauer bei 10-15 Sekunden. Glunz et al. (2004) gehen bei einem Wert über 8 Sekunden davon aus, dass keine Myotomie/Neurektomie durchgeführt werden muss.

4.3.3 Untersuchungsverfahren für den wissenschaftlichen Bereich

Für wissenschaftliche Fragestellungen werden die indirekte Laryngoskopie und die flexible, transnasale Endoskopie eingesetzt, um Bewegungsabläufe des pharyngo-ösophagealen Segments qualitativ beurteilen zu können. Akustische Analyseverfahren wie z.B. die Sonografie dienen zur Messung des Frequenzspektrums der Stimmgebung. Weiterhin werden die endoskopische Hochgeschwindigkeitsaufnahme, die Ultraschalldiagnostik, die Röntgendiagnostik und die Hochfrequenzkinematografie in diesem Kontext verwendet.

*Lerntipps: Lesen Sie einen **OP-Bericht oder Entlassungsbrief** und übertragen Sie die Daten in den Befundbogen (Anhang 7.1)! Nutzen Sie den **Anamnesebogen** bei einem Gespräch mit einem kehlkopflosen Patienten! Im **Unterricht** werden spezifische Kenntnisse zu LE in den Fächern HNO und Phoniatrie (s. z.B. Boenninghaus 2000; Wirth 2002; Böhme 2003) vermittelt.*

5 Logopädische Therapie

5.1 Behandlungskonzept nach LE

5.1.1 Therapieplanungskriterien und Ziele

Ausgehend von einer differenzierten Befunderhebung, die auch alle Aspekte kommunikativer und psychosozialer Fragestellungen aus der Anamnese mit einschließt (z.B. welche alltäglichen Sprechsituationen sind zu bewältigen, wie schwer ist es, mit der veränderten „auffälligen" Stimmgebung umzugehen, wer sind die Ansprechpartner), ergeben sich Schwerpunkte der Planung, die orientierend und grob vorstrukturiert auf der letzten Seite des Befundbogens unter Punkt 4.1 inkl. Pseudoflüstern (s. Anhang 7.1) als Therapieziele eingetragen werden. In Tabelle 5.1 Rahmenplan nach LE aus Kap. 5.1.2 sind alle Erarbeitungsziele abgebildet.

Das Gesamtziel der logopädischen Therapie ist die möglichst effiziente Wiedererlangung der kommunikativen Kompetenz für das Sprechen mit der elektronischen Sprechhilfe, der körpereigenen Ösophagusersatzstimme und der Shunt-Ventil-Stimmgebung sowie der Einsatz notwendiger kommunikativer Ersatzstrategien.

Die Therapie wird realisiert als ambulante (logopädische Praxis, Therapien als Hausbesuche) und stationäre Therapie (postoperative Klinikbetreuung, Rehabilitationsaufenthalte). In der Stimmrehabilitation sind gegebenenfalls Hilfen zur **unterstützten Kommunikation** anzubieten (Stimmverstärker, Signalgeräte). Ein ungünstiger Krankheitsverlauf kann das Erreichen vieler Ziele erschweren. Im Bereich Beratung sollten mit Feingefühl zu hohe Erwartungen gedämpft und schwierige psychosoziale Fragestellungen (Rückzug, Depression) angesprochen werden. Dabei sind die Unterstützung durch die Angehörigen und das nahe Umfeld sowie die persönliche Akzeptanz des Patienten von entscheidender Bedeutung für die Lernfortschritte. Ebenso sollte die Logopädin Unterstützung in sozial-rechtlichen Fragestellungen und im Management der Hilfsmittel anbieten können. Es ist sehr wichtig, die eigenen Grenzen und die der logopädischen Therapie zu akzeptieren und die „richtigen" Helfer für eine Bearbeitung zu kontaktieren (z.B. den Sozialdienst oder Beratungsangebote bei Alkoholproblemen, Suizidgefahr). In den **assoziierten Bereichen** werden die Voraussetzungen für die Ziele der Stimmrehabilitation geschaffen, während im Verlauf der Therapie Übungen z.B. aus dem Bereich Atmung als Hilfe oder Vertiefung begleitend angeboten werden.

Ein Beispiel: In der Stabilisierungsphase bei der Erarbeitung der Ösophagustonverlängerung beginnt der Patient stark hoch-

zuatmen. Es werden Hilfen oder eine gezielte Wiederholung der Übungen zur interkostalabdominalen Atmung angeboten, um das eigentliche Ziel der Tonverlängerung erreichen zu können.
Um die Übersichtlichkeit nicht zu gefährden, werden z.B. spezifische Themen in den Bereichen Beratung, Hilfsmittelmanagement nicht aufgelistet, diese sind in den jeweiligen Kapiteln nachzuschlagen.
Der **Transfer** wird für alle Stimmrehabilitationsarten übergreifend in Kapitel 5.11 beschrieben.

Zusammenfassend ist wichtig festzuhalten, dass sich die gesamte methodische Planung an den sehr spezifischen Erfordernissen des jeweiligen Patienten zu orientieren hat und abhängig vom Verlauf der Therapie auch durch begleitende Diagnostik und veränderte Zielplanung (prozessorientiert) flexibel anpassen muss.

Wichtigste Therapieplanungskriterien

- Erarbeitungsstufe, Problembereiche und Ressourcen der Sprech- und Stimmfunktion der jeweiligen Ersatzstimmgebung (z.B. Anbahnungsphase der Ö-Stimme; Tracheostomaverschluss bei Shunt-Ventil)
- Kommunikative Erfordernisse im Alltag oder Beruf (z.B. Ansprechpartner, Situationen)
- Persönliche Wünsche (z.B. Freizeitgestaltung, Akzeptanz der jeweiligen Ersatzstimme)

5.1.2 Rahmenplan der logopädischen Behandlung nach Laryngektomie

Die Therapieinhalte und Stufen der Erarbeitung aller Bereiche der logopädischen Therapie können dem Rahmenplan nach LE Tabelle 5.1 entnommen werden. Sie geben für die einzelnen Stimmrehabilitationsarten auch den Ablauf der Erarbeitung in der Reihenfolge ihrer Auflistung vor.

Beratung und Gespräch (6)
Sozialmedizinische Rehabilitation – Psychosoziale Begleitung – Angehörigenberatung

Management von Pflege- und Hilfsmitteln (3.4.2)

Assoziierte Therapiebereiche

- Körperhaltung und Tonus (5.2)
- Atmung (5.3)
- Mundmotorik, Artikulation und Resonanzweite (5.4)
- Mimik und Gestik/Intention (5.5)
- Akupädie (5.6)
- Pseudoflüstern (5.7)

Stimmrehabilitation

Ösophagusersatzstimme (5.8)

- Stimulierung und methodenunabhängige Anbahnung (5.8.3-5.8.5)
- Methodenspezifische Stabilisierung (Inhalation, Injektion, Verschlusslautinjektion) (5.8.6)
- Koordination von Atmung und Sprechen (5.8.6)
- Koordination von Artikulation und Phonation (5.8.7)
- Erweiterung der Äußerungslänge (5.8.8)
- Verbesserung der Prosodie (5.8.9)

Shunt-Ventil/„Neoglottis" (Tracheo-ösophageale Stimmgebung) (5.9)

- Stimulation erster Phonation (5.9.3)
- Tracheostomaverschluss (5.9.4)
- Regulierung des Anblasedrucks (5.9.5)
- Koordination von Atmung und Sprechen (5.9.6)
- Verbesserung der Äußerungslänge und prosodischer Parameter (5.9.7)

Elektronische Sprechhilfe (5.10)

- Erläuterung und Demonstration der Funktionsweise des Gerätes (5.10.1)
- Individuelle technische Grundeinstellung (Beachte Tonhöhe!) (5.10.2)
- Grundhandhabung des Gerätes (Ansatzstelle, Grundtontaste) (5.10.3)
- Koordination von Tongebung und Sprechen (5.10.4)
- Koordination von Atmung und Sprechen (5.10.5)
- Stabilisierung mit Grundtontaste (5.10.6)
- Erweiterung prosodischer Merkmale (Betonungstaste) (5.10.7)

Unterstützte Kommunikation (5.1.8)

Transfer (5.11)

- Training alltagsrelevanter Situationen (5.11.1)
- Hausaufgaben (5.11.2)
- In-vivo-Arbeit (5.11.3)

Tab. 5.1: Rahmenplan für die logopädische Therapie nach LE

5.1.3 Grundprinzipien („Was ist zu beachten?“)

In diesem Kapitel sollen die wichtigsten methodischen Aspekte der Stimmtherapie als Leitsätze dargestellt werden.

- Setzen Sie gerade zu Beginn hochfrequente, kurze Übungseinheiten für die neu zu erlernenden Stimmtechniken ein! (dadurch vermeiden Sie Verkrampfung, Über-Konzentration oder Unwohlsein des Patienten)
- Regen Sie so frühzeitig wie möglich den Transfer des Erlernten in die Alltagssituation an! (Übungsmaterial auf Interessen oder Alltagssituation des Patienten abstimmen oder noch besser gemeinsam entwickeln; Lebenspartner soll zu Hause in einzelne Übungen mit einbezogen sein, Rollenspiele, In-vivo-Training)
- Stärken Sie in der Beratung und in den Stimmübungen das Wissen um alle Aspekte der Stimmbehinderung und der neuen Stimmtechniken! (verbesserte Interaktion Patient/Umwelt, besseres Funktionsverständnis)
- Nutzen Sie Tonus- und Atmungsübungen im direkten begründeten Einsatz zum Erreichen stimmlicher Kommunikationsfähigkeit! (kein Überbetonen psychosomatischer Aspekte, z.B. sind viele Patienten verspannt, erreichen aber schon gute Ö-Töne)
- Fördern Sie von Beginn an die Wahrnehmung für Stimmproduktion und -klang! (z.B. lockerer Ö-Ton = „Sprudelprinzip“; Lernen am Modell [z.B. Therapeut], gute Sprecher in der Selbsthilfegruppe für die Fremdwahrnehmung mit einbeziehen)
- Verstärken Sie geduldig kleinste Lernschritte, aber seien Sie auch transparent und „wahrhaftig“ im Rückmelden von Schwierigkeiten und Grenzen auf dem langen Lernweg zur optimalen kommunikativen Kompetenz!
- Setzen Sie in akuten Belastungssituationen und zu Beginn der Behandlung verstärkt fürsorgliche Aspekte des Therapeutenverhaltens ein!
- Nutzen Sie bei fortgeschrittener Behandlung konkrete Absprachen zu Transferleistungen, um auch kleine Lernschritte zu fördern („Vertragsarbeit“)!
- Benutzen Sie ganzheitliche Erklärungshilfen, Vereinfachungen und Visualisierungen von Funktionsprozessen und Übungsinhalten!
- Audio- und Videofeedback gut begründen und angemessen planen! (Beachte: verstärkte Wahrnehmung der beeinträchtigten Stimmqualität!)
- Vergessen Sie keinesfalls kohlensäurehaltige Getränke als erstes Anbahnungsmittel zur Ruktusanbahnung bei der Ösophagusstimme!

5.1.4 Erste-Hilfe-Maßnahmen für Gesprächssituationen

Gerade in der ersten Zeit nach OP ist es für den Patienten wegen der eingeschränkten stimmlichen Möglichkeiten (leise, schwer verständlich) schwierig zu kommunizieren. Es kommt zu ärgerlichen, missverständlichen Situationen oder der Patient bzw. Gesprächspartner vermeidet den Kontakt. Hier einige grundsätzliche Tipps für diese Schwierigkeiten:

Für den Betroffenen

- Meiden Sie laute Hintergrundgeräusche!
- Unterhalten Sie sich auf geringe Entfernung!
- Suchen Sie den Blickkontakt! (Lippenablesen unterstützt das Verstehen)
- Setzen Sie Mimik und Gestik ein!
- Vermeiden Sie Missverständnisse durch Nachfragen, ob Sie verstanden wurden! (Lassen Sie den Gesprächspartner evtl. wiederholen!)
- In ganzen Sätzen können einzelne „schwierige“ Wörter besser erschlossen werden!
- Schreiben sollte erst als letzte Möglichkeit genutzt werden!
- Atmen Sie ruhig wie vor der Operation und nutzen Sie die „Lufthaltepause“ auch beim Pseudoflüstern!
- Essen und trinken Sie „vor dem Sprechen“ oder schlucken Sie in Ruhe hinunter (diese Zeit haben Sie!)
- Gehen Sie aktiv und offen mit Ihrer Behinderung um!
- Üben Sie gemeinsam mit der Logopädin Trainingssituationen für Ihre persönlich schwierigen Kommunikationssituationen! Analysieren Sie die Schwierigkeiten und entwickeln Sie Hilfen!

Für Angehörige

- Kommunizieren Sie als Angehöriger immer direkt mit dem Patienten!
- Lassen Sie dem kehlkopflosen Patienten Zeit! (nicht unterbrechen)
- Sie brauchen als Gesprächspartner nicht lauter mit einem kehlkopflosen Patienten zu sprechen! (meist ist keine Schwerhörigkeit gegeben)

5.1.5 Therapiebeginn

Den ersten Therapieeinheiten nach Operation (meist noch bei der Kliniklogopädin) kommt für alle Stimmtechniken eine besondere Bedeutung zu. Hier soll in Stichworten ein inhaltlicher Grobaufbau vorgeschlagen werden.

- Aktuelle Befindlichkeit und Erwartungen zur Kommunikationsfähigkeit
- Erläuterung der Grundzüge der neuen Stimmtechniken
- Tonusregulation im Hals-Schulterbereich, Haltungsaufbau
- Kurze Atemwahrnehmung
- **Shunt-Ventil**: Tracheostomaverschluss zunächst durch den Therapeuten, dann vom Patienten; präphonatorische Inspiration, nicht zu tief!; Hauchlaute auf Ausatmung, dann Wörter, Reihensprechen, evtl. Sätze; (evtl. vorbereitendes Reinigen des Shunt-Ventils)
- **Ö-Stimme**: Reflexion erster Erfahrungen mit „Rülpstönen", willkürlicher Ton möglich?, methodenunspezifische Stimulierung, evtl. erste Silben, kleine Wörter
- **Elektronische Sprechhilfe**: Einstellen des Gerätes (besonders Tonhöhe, Ansatzstelle ausprobieren, evtl. führt der Therapeut das Gerät des Patienten, Spiegeleinsatz), Atemstopp zur Vermeidung von Störgeräuschen, Vokalformung und Resonanzaustestung mit /aoaoa../, /eiaeiaeia../, /Hallohallohallo/; evtl. kleine Äußerungen z.B. Name, Adresse
- Reflektierendes Gespräch (für affektive Reaktionen Zeit lassen,Themen z.B. Schwierigkeiten, Akzeptanz, Ästhetik)
- Besprechung weiteres Vorgehen; erste selbstständige Übungsansätze für zu Hause

5.1.6 Notfall

Die wichtigsten Maßnahmen für kehlkopflose Patienten in Notfallsituationen finden Sie im Detail in den Broschüren oder auf den Internetseiten der Hilfsmittelfirmen oder im Blauen Ratgeber der Deutschen Krebshilfe zusammengefasst. Im Internet finden Sie auf der Homepage des Bundesverbandes der Kehlkopflosen und Kehlkopfoperierten e.V. ebenfalls nützliche Informationen (siehe Anhang 7.4).

Notfallausweis!

Für den kehlkopflosen Patienten gilt, dass er immer einen entsprechenden Ausweis bei sich tragen sollte, der darauf hinweist, dass er als Halsatmer im Notfall tracheostomal beatmet und behandelt werden muss. Diese Karte sollte im Auto gut sichtbar hinter der Windschutzscheibe angebracht werden. Ein Signalnotrufgerät (Hilfsmittelfirmen) hilft bei anderen Notfällen (z.B. Diebstahl).

Im Falle der Not-Beatmung bei Luft- oder Atemnot:

- Nur Innenkanüle entfernen!
- Lagerung nach Wunsch (Sitzposition bringt oft Erleichterung)
- Evtl. unterstützende Mund-zu-Hals-Atemspende, falls möglich mit Beatmungstrichter nach Prof. Stoll

Beatmungssituation im Notfall

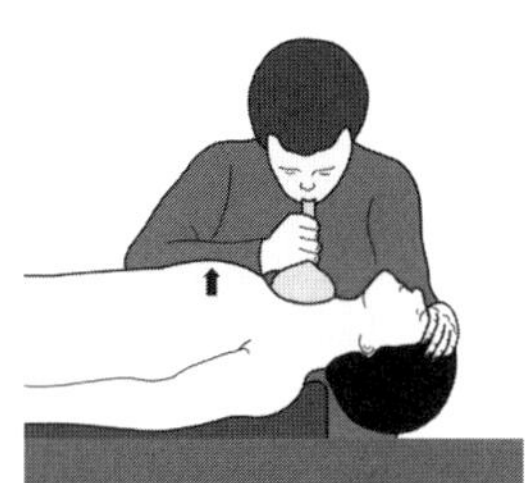

Das komplexere Vorgehen bei Atemstillstand muss unter Anleitung geübt werden und wird detailliert in den o.a. Quellen beschrieben. Aus meiner Erfahrung ist in der ambulanten oder stationären Betreuung des Patienten nicht mit einem derartigen Notfall zu rechnen. Ein Absauggerät zur Trachealreinigung und ein Kilian-Spekulum zum Aufspreizen des Tracheostomas sollten in einer logopädischen Praxis, die mit kehlkopflosen Patienten arbeitet, bereitgestellt sein.

5.1.7 Schluckprobleme

Nach Laryngektomie können durch die operativen Veränderungen (Narbenbildung, Pharynxenge, mögliche Hypoglossusparese mit eingeschränktem Zungendruck) Probleme beim Nahrungstransport auftreten. Durch restituierende Übungen (direkt kausal am Symptom ansetzend) sollte die Zungenmotorik verbessert werden. Die Patienten müssen durch Haltungsmanöver, verstärktes Schlucken oder diätetische Anpassung der Speisen die Schwierigkeiten ausgleichen (kompensatorische bzw. adaptive Methoden). Eine Verschlechterung der Schluckfunktion kann immer auch ein Hinweis auf Rezidivgeschehen sein. Zusätzlich führen Neck dissection und Radiatio in den meisten Fällen zu verstärkten negativen Einflüssen auf die Schluckfunktion. Bei starker Mundtrockenheit und Schleimhautschädigungen sollten Medikamente zum Schutz der Schleimhaut, mundhygienische Maßnahmen und künstlicher Speichel angewandt werden. Kleinere Mahlzeiten und häufiges Trinken zwischen den Nahrungstransporten sind zu empfehlen (Übungen zur Dysphagietherapie in Hotzenköcherle 2007).

5.1.8 Unterstützte Kommunikation

Oft ist die Lautstärke der Stimmgebung nicht ausreichend, um bei angehobener Umgebungslautstärke verstanden zu werden. Über die Hilfsmittelfirmen kann ein **Stimmverstärker** bezogen werden, der über ein kleines transportables Mikrofon und einen Lautsprecher die Stimme verstärkt. Dieses Hilfsgerät sollte nach Absprache mit dem behandelnden HNO-Arzt/Phoniater zunächst getestet werden und kann bei ausreichender Akzeptanz und Anwendung im Rollenspiel bestellt werden. **Signalgeräte** (Lichtsignal, Warnton) helfen bei Notsituationen.

Der kehlkopflose Patient sollte von Beginn an ermutigt werden, das Kommunizieren durch Aufschreiben zu vermeiden und die Möglichkeit zum Lippenablesen, wenn nötig mit Pseudoflüstern, zu nutzen. Sofern einsetzbar und akzeptiert, kann die elektronische Sprechhilfe die Schwierigkeiten bei Ö-Stimme und Shunt-Ventil ausgleichen.

Erarbeitungsfragen/Lerntipps zu 5.1:

1. Nennen Sie das Gesamtziel zur Stimmrehabilitation der logopädischen Therapie nach Laryngektomie?
2. Welche Therapieplanungskriterien gibt es?
3. Welche Erste-Hilfe-Maßnahmen helfen dem kehlkopflosen Patienten in Gesprächssituationen?
4. Welche Möglichkeit gibt es, wenn die Stimme des Patienten zu leise ist?
5. Was muss der Patient für den Notfall immer dabei haben?
6. Geben Sie Praxisbeispiele für die Grundprinzipien in der logopädischen Therapie nach LE! (Vorbedingung: ausführlicher Theoríe/Praxis-Unterricht)

Entwerfen Sie am ***Ende des theoretisch-praktischen Unterrichts*** *eine Planung für eine* ***„erste Stunde"*** *mit dem kehlkopflosen Patienten nach der Operation! So können Sie Ihr Wissen zusammenfassen und reflektieren (Lösung* ***5.1.5*** *Therapiebeginn).*

Ziele im Bereich Tonus
- Verbesserung der Körperwahrnehmung/ ganzkörperliche Entspannung
- Aktive und passive Regulation des Körpertonus/Abbau körperlicher Verspannungen (speziell im Schulter-Nackenbereich)
- Aktivierte Aufrichtung

5.2 Körperhaltung und Tonus

Die Erarbeitung physiologischer Tonusbedingungen beim kehlkopflosen Patienten bildet die Grundlage für effektiv ablaufende Ersatzstimmprozesse. Im Sinne einer ***„Muskelkette"*** behindern verspannte aber auch hypotone Muskelstrukturen besonders im Schulter-Nacken-Halsbereich die Spannungsverhältnisse im tongebenden PE-Segment. Es zeigt sich jedoch auch oft, dass trotz schwerer Verspannungen nach Operation und Neck dissection eine Ruktusbildung schnell möglich ist. Deshalb sollten die Übungen nicht wie bei funktionellen Dysphonien im Sinne der allgemeinen Tonusregulation und damit verknüpfter Reflexion psychosozialer Fragestellungen „zu lange" durchgeführt werden, sondern als Mittel zum Zweck zügig durchlaufen werden. Übergeordnetes Ziel ist es somit, für die Ö-Stimmproduktion günstige Bedingungen zu schaffen.

Der in der Ausbildung in Stimmtherapie geschulte Logopäde kann auf die bekannten stimmtherapeutischen Übungen zurückgreifen, die an das veränderte Körperschema des Patienten (Hals-Atmungsöffnung, Operationsfolgen wie Neck dissection, Bestrahlung, Schonhaltung durch Schmerzempfindungen) angepasst werden sollten. Besondere Hinweise und eigenständige typische Übungen sollen im Folgenden stichpunktartig aufgeführt werden. Eine sehr gute Übersicht über Stimmübungen finden Sie in **Brügge, Mohs (1996): Therapie funktioneller Stimmstörungen** und in den zur Therapie von Stimmstörungen verwendeten Standardwerken (z.B. Wirth 2002; Hammer 2006). Für Patienten bieten die Hilfsmittelfirmen auch Informationsbroschüren mit Übungsanweisungen an. Im Internet sind Dokumente als pdf-Download abrufbar.

Verbesserung der Körperwahrnehmung/allgemeine ganzkörperliche Entspannung

Viele Patienten haben eine eingeschränkte Körperwahrnehmung. Die oft begleitend durchgeführte Physiotherapie (Indikation durch Bewegungseinschränkungen beim Schulter- und Armheben durch Verletzung des Nervus accessorius) sollte bei schwersten Verspannungen und muskulären Blockaden (verursacht durch schwere körperliche Anstrengungen als Folge des Berufslebens des Patienten) durch Massagen und Dehnungsbehandlungen ergänzt werden. Die zum besseren Lymphabfluss oft durchgeführte Lymphdrainage verbessert zusätzlich die Wahrnehmung im orofazialen Bereich und führt zu besserer Kieferweite und Lösung des Zungengrundes (direkter Einfluss auf die Ö-Tonproduktion!). Die unterschiedlichen Aspekte von Körperwahrnehmung werden von unterschiedlichen Methoden, die eine Veränderung des Körpertonus zum Ziel haben, aufgegriffen. Wahrnehmungsübungen sollten nicht isoliert durchgeführt werden, sondern in die jeweiligen Tonusregulationsübungen integriert werden. Bei starken Ängsten vor Wiedererkrankung an Krebs oder sehr unruhiger Gesamtpersönlichkeit ist eine intensiv geschulte Körperwahrnehmung Voraussetzung für tiefgehendere Entspannungsprozesse. Über eine begleitende Psychotherapie zur Unterstützung der Krankheitsbewältigung sollte nachgedacht werden. Wenn die Übungen in der Stunde begleitend auf Tonträger aufgezeichnet werden, kann der Patient diese zu Hause wiederholen und damit weiterarbeiten.

Als Methoden können u.a. die Progressive Muskelentspannung nach Jacobson (PMR), Elemente der Eutonie-Arbeit nach Gerda Alexander und weitere Methoden der konzentrativen Körperarbeit (Feldenkrais, Yoga etc.) eingesetzt werden. Sie gehören in ihren Grundzügen zur Eigenerfahrung und Anwendung in der Logopädie-Ausbildung.

Aktive und passive Regulation des Körpertonus (speziell im Schulter-Nackenbereich)

Halsmuskulatur dehnen (Kopf langsam auf die Schulter legen)

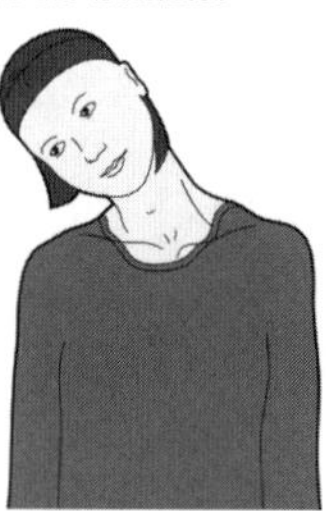

Allgemeine aktive Lockerungsübungen
Diese sind aus der Physiotherapie, Gymnastik oder den Methoden der Körperarbeit bekannt und tragen dazu bei, die durch die Operation und eine eventuell eingenommene Schonhaltung entstandenen Verspannungen abzubauen. Körperlich aktive Patienten haben weniger unter postoperativen Folgen zu leiden. Als wichtigster Effekt soll dem Patienten der direkte Zusammenhang mit der Lockerung des tongebenden Bereiches und der Vertiefung der Atemmöglichkeit vermittelt werden. Zu beachten sind die vorsichtige langsame Durchführung und das mögliche Auftreten von Kreislaufproblemen oder Schwindel.

- Räkeln (Atemanregung!)
- Strecken (Atemanregung!)
- Ganzkörperliches Ausschütteln
- Abklopfen (Brustkorb, Arme, Beine mit lockerer Faust, Fingerkuppen)
- Arme schwingen (wie Kettenkarussell, evtl. mit Reissäckchen)
- Schultern heben (langsam, sinken lassen mit Ausatmung)
- Farnblattübung (Abrollen und Aufrichten der Wirbelsäule)
- Pinsel-Malübung (Kreisen der Schultern)
- Schulterblick (langsam nach rechts/links rotieren und in der Endposition vorsichtig dehnen)
- „Einhorn“ (langsame Kopfbewegung nach oben und unten, seitlich; mit Schwerevorstellung eines Einhorns auf der Stirn; beachte: Kanüle kann hinderlich sein, vorsichtig nach unten beugen!)
- Schultern nach hinten dehnen und halten
- Kopf seitlich auf die Schulter legen (wie eine Katze seitlich den Hals gegen die gehobene Schulter reiben in der Beugung)
- Bauch-, Becken-, Kreuzbeinarbeit im Liegen oder auf dem Pezzi-Ball

Passive oder geführte Übungen
Durch Eigen- oder Fremdberührung kann der Patient oft besser in betroffene Regionen hineinspüren und diese gezielter lockern. Bei Problemen mit Berührung dies im Gespräch vorsichtig thematisieren. Widerstände sind zu akzeptieren. Entscheidendes Kriterium ist, dass die Durchführung und die Wahrnehmung als angenehm erlebt werden. Bei allen Übungen ist es möglich, dass der Patient intensive Gefühle wie z.B. Trauer und Wut erlebt. Akzeptieren

Sie diese und bieten Sie dem Patienten in einem angemessenen Zeitrahmen Schutz und Ruhe, um sie zu verarbeiten.

- Führen des Schulterblatts bzw. der Schulter (Therapeut umfasst mit konkretem nicht zu festem Druck das Schulterblatt bzw. Schultergelenk, Patient malt sitzend mit dem Arm Bewegungen in die Luft)
- Kopf gegen Haltespannung seitlich, nach hinten oder bei intentierter Bewegung nach oben zur Decke gegendrücken (Dehnung nach PNF)
- „Sofa-Lehne“ (nacheinander beide Arme in die Hände des Therapeuten ablegen, langsame rotierende oder in den Raum gehende geführte Bewegungen)
- Passive Kopfbewegung im Liegen vom Therapeuten geführt (eventuell auf einer Bobath-Liege)
- Massage manuell oder mit Ultraschall-Massagegerät (beachte: nicht über Wirbelsäule und Nierenregion!)

Aktivierte Aufrichtung

Eine flexible, aktivierte Aufrichtung schafft die Voraussetzungen für eine gute Thoraxweitung und optimierte Kopf- und Schulterhaltung. Die Kriterien für die physiologische Sitz-, Steh- und Gehhaltung sind den Logopäden durch die Stimmtherapie hinlänglich bekannt. Bei allen Übungen, die bisher unter ganzkörperlicher Entspannung oder aktiver bzw. passiver Lockerung beschrieben wurden, ergibt sich meist als Folge eine verbesserte Haltung durch die verbesserte Wahrnehmung und Tonusregulation: Die Übungen stimmen ein und bahnen den Weg. Um den aktiven Prozess der Ö-Tonproduktion zu bewerkstelligen, ist es wichtig, die Muskelreflexkette zu aktivieren, die über einen guten Bodenkontakt und den Transport- oder Streckreflex den ganzen Körper spannungsvoll aufrichtet (im Detail s. Dicks 2004). Dabei lässt sich als Spannungsgefühl deutlich eine „Haltespannung“ im vorderen Unterbauch-/Leistenbereich wahrnehmen, die Bauchdecke wird leicht nach innen-unten gespannt. Von diesem Angelpunkt aus vereinfacht sich die Streckung der Wirbelsäule. Bei übertriebener „Turnerhaltung“ (rausgestreckter Brustkorb, eingezogener Bauch) oder losgelassener Bauchdecke oder Rücklage hinter dem Schwerpunkt ist dieser „Aufrichtungsmotor“ blockiert.

Aktiviertes Stehen (Dicks 2004)

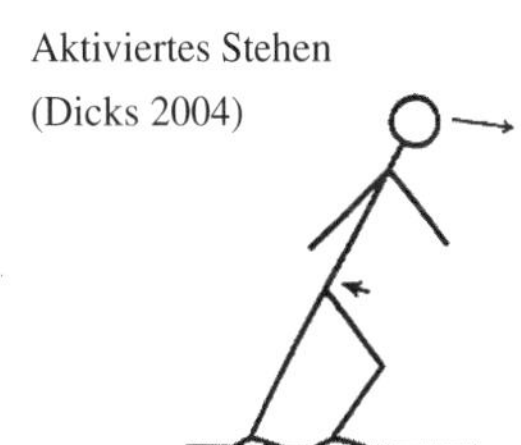

- Becken aufrichten im Sitzen (Beckenkippe)
- Sitzhöcker spüren
- Pendeln im Stehen über dem Schwerpunkt
- Fußmassage und danach im Stehen Druckpunkt unter den Fußsohlen mit Tennisbällen aufbauen
- Nach vorne neigen im Sitzen und Beine abwechselnd ausstrecken (Gleichgewicht aktiv halten)
- Schritt vor und zurück im Stehen und synchron Arme nach vorne ausstrecken

- Im Liegen Beine 45° anwinkeln und abwechselnd ausstrecken
- „Äpfel pflücken“ (über Kopf strecken und pendeln)

5.3 Atmung

verringerter Atemwiderstand

Ziele im Bereich Atmung
- Verbesserung der Atemwahrnehmung in Ruhe und bei Phonation
- Realisierung der kosto-abdominalen Atmung
- Ökonomische Atmung bei Phonation
- Verringerung von Atemgeräuschen

Eine physiologische Atmung ist gekennzeichnet durch Nutzung der kostalen und abdominalen Atemräume. Bei kehlkopflosen Patienten verlagert sich durch den fehlenden Atemwiderstand des oral-nasalen Atemweges die Atmung tendenziell nach thorakal zur Hochatmung. Störende Atemgeräusche, ungenügender Druckaufbau bei der Phonation der Ö-Stimme oder unzureichende Dosierung des Anblasedrucks beim Shunt-Ventil-Sprecher sind die Folge. Dieser Verschlechterung der Vitalkapazität (Hilgers 2000) muss sowohl mit der Erarbeitung der physiologischen Atmung als auch mit dem Tragen entsprechender Schutzlätzchen oder besser noch mit einem HME-Filter (Humid-Moisture-Exchanger, s. 3.4.2, 5.9.4), der sogenannten „künstlichen Nase“, entgegengewirkt werden. Um die Voraussetzungen für die Stimmrehabilitation zu schaffen, werden folgende Ziele (s. Marginalienleiste) je nach Möglichkeiten des Patienten (eingeschränkt durch z.B. Vorerkrankungen wie Asthma, Haltungsschädigungen durch schwere Arbeit) angestrebt. Die Methoden zur Therapie von Stimmstörungen können auch in diesem Bereich gut genutzt und spezifiziert werden, sollten aber überwiegend zur Verbesserung der Spannungsverhältnisse für die Stimmproduktion genutzt werden (aktive physiologische „Bauchspannung“ und Aufrichtung).

- Atemwahrnehmung durch taktile (Therapeut oder Patient selbst legt Hände, Reissäckchen, Kissen, Buch auf), kinästhetische, auditive und visuelle Wahrnehmung im Sitzen, Stehen und – wenn möglich – im Liegen (Räume: Bauchdecke, Brustbein, Flanken, Rücken) für Atemräume und -rhythmus
- Verdeutlichung durch Abbildungen oder Modell des Therapeuten
- Stimulierung der unteren und mittleren Atemräume nach Middendorf (1988) z.B. „Flankensägen“, „Schlammstand“, Dehnung mit Armen über Kopf mit seitlicher Beugung gestreckt
- Atemrhythmisch angepasste Phonation durch Anwendung der reflektorischen Atemergänzung auf Laut- bis Textebene, freies Sprechen (n. Coblenzer und Muhar; das Lösen erfolgt nicht durch die Ventilspannung der Glottis und Artikulationsorgane, sondern **nur durch das Entspannen des Zwerchfells!**)
- Atemmassage nach Schlaffhorst-Andersen (im Sitzen: Ausstreichen des Rückens, Abklopfen, Ausschütteln der Tho-

rax- und Schulterregion, einseitig, beidseitig; sehr intensiver Kontakt, starke psycho-physische Regulation)

5.4 Mundmotorik, Artikulation und Resonanzweite

Eutone Spannungsverhältnisse im orofazialen Bereich als Basis eines guten Pseudoflüsterns können nicht hoch genug in ihrer Bedeutung für ein verständliches Sprechen mit allen Stimmgebungsarten eingeschätzt werden. Erschwerende Bedingungen sind operationsbedingte und bestrahlungsbedingte Veränderungen (z.B. Zungenlähmung, Narbenbildung oder Verkürzungen des Zungenkörpers nach Resektionen, Zahnstatus nach Extraktion, spätere zahnprothetische Versorgung), aber auch Hörprobleme oder prämorbider Habitus.

- Informationen zu den Artikulationsvorgängen (Abbildungen, Erklärungen)
- Mundmotorische Übungen (z.B. Zungenelevation gegen Spatelwiderstand, „Pleuelübung“, Lippen platzen lassen, mit Lippen Schnute bilden, mit der Zunge den Gaumen abfahren; mit Spiegeleinsatz verknüpfen!)
- Ansatzrohr weiten (Gähnen, „Heiße Kartoffel“, Kauen)
- Kiefer ausstreichen, Mundboden mit Fingerkuppe massieren
- Korkensprechen
- Pseudoflüstern trainieren (s. 5.7)
- Mit Restluft pusten, pfeifen, Wangen aufpusten und Luft durch Nase entweichen lassen

5.5 Mimik, Gestik und Intention

Der Einsatz von Mimik und Gestik erleichtert gerade zu Beginn der Therapie bei unzureichenden stimmlichen Möglichkeiten das Verstehen von Äußerungen und hebt auch die allgemeine Aufmerksamkeit beim Kommunikationspartner. Sie können später fehlende Modulationsfähigkeit oder Stimmklangdefizite ausgleichen. Gerade dem durch die Operation in seinem Körperbild empfindsam gestörten Patienten fällt aber der extrovertierte Umgang mit diesen nonverbalen Signalen nicht leicht. Sprechen Sie Hemmungen oder Ängste offen, ehrlich, aber angemessen im Gespräch an. Oft können auf „indirektem“ Weg durch „einfaches“ Anwenden von Bewegungen mit Spaß, durch Üben mundmotorischer Bewegungen Schwierigkeiten überwunden werden, ohne sie durch Gespräche zu stark zu thematisieren.

- Erarbeiten verschiedener Gesichtsausdrücke (angeregt durch Fotokarten, Spiegel-, evtl. Videoeinsatz)

- Mundmotorische Übungen als Aufwärmübungen (s. 5.4), dann mit Bewegungen von Arm und Hand erweitern (Hand in Abwehr vom Körper wegstrecken, Fingerzeig nach oben bei „Pass auf!“, usw.) oder Stimmäußerungen (Vokal /o/ drückt Freude aus, /i/ Ekel, usw.)
- Kurze Äußerungen, Interjektionen mit Bewegung und Gesichtsausdrücken begleiten („Mensch lass das!“ – trotzig gucken)
- Rollenspiele von Alltagssituationen (Schwerpunkt Blickkontakt anregen, Kompensation von Verständnisproblemen)
- Kleine pantomimische Übungen („Clown“, Tätigkeiten: z.B. Kochen, Werken)
- Situative Vorstellungshilfen einsetzen (z.B. sich am Bahnhof verabschieden, einen Einsatz als Dirigent für ein Orchester geben)

5.6 Akupädie

Die verbesserte Eigenwahrnehmung der Stimm- und Sprechparameter (z.B. Klang, Tempo, Lautstärke, Eindrückgeräusch der Ölau, Artikulationsgenauigkeit) ist Grundlage für die Verbesserung der Stimme des Patienten im weiteren Verlauf der Therapie („Feinschliff“). Patienten, die hörgeschädigt sind, sollten vom Arzt und Logopäden zu einer guten Hörgeräteversorgung motiviert werden. Zunächst wird über Audio- und Videobeispiele oder das Sehen und Hören anderer kehlkopfloser Patienten (sehr förderlich: Selbsthilfegruppe!) die Fremdwahrnehmung trainiert. Geben Sie dem Patienten zunächst nur einzelne Beurteilungskriterien (z.B. Kraftaufwand, Tonhöhe) für die Wahrnehmungsaufgaben vor. Lassen Sie ihn eigene Beschreibungs- oder Bewertungsbegriffe entwickeln. Demonstrieren Sie als Therapeut mit Ihrer Ö-Stimme wenn möglich unterschiedliche Stimmbenutzung.

Grundsätzlich müssen sich Hörwahrnehmung und die taktil-kinästhetische Wahrnehmung sowie das Empfinden von Tonusverhältnissen im Bereich des PE-Segmentes zum Erlernen der ösophagealen Ersatzstimme wechselseitig ergänzen. Geben Sie immer wieder die Rückmeldung, dass der Grundton locker und anstrengungsfrei („sprudelig“) entstehen muss.

5.7 Pseudoflüstern

Direkt nach der Operation kann vom Patienten neben der Schrift als Verständigungsmittel das Pseudoflüstern angewendet werden. Er sollte frühzeitig dazu motiviert werden, es einzusetzen, da es optimale Artikulations- und Tonusverhältnisse für die Ö-Stimme und das Sprechen mit der elektronischen Sprechhilfe schafft. Der Patient sollte von logopädischer Seite informiert sein, wie diese Stimme funktioniert (erhaltene Artikulations- und Sprechabläufe).

Pseudoflüstern als Basis für **alle** Stimmgebungsarten, s.a. 5.4, S. 73

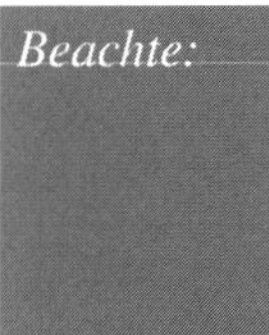

Bis zur guten Wundheilung nach Entfernung des Druckverbandes muss der Patient aber vermehrt mit Schrifttafel und Mimik/Gestik kommunizieren, da sonst durch übermäßige Bewegungen die Fistelbildung angeregt und die Heilung verzögert werden können.

Flüstern ohne Lungenluft (= Pseudoflüstern)

Technik: Diese Flüsterstimme wird mit der Mundluft erzeugt, wobei die Konsonanten unter einem gewissen Druck der Wangen produziert, die Vokale dagegen nur andeutungsweise gebildet werden können. Die Vokale müssen vom Hörer in der Regel durch Lippenablesen (Labiolexie) ergänzt werden. Dieses Flüstern wird mit der Bezeichnung **„Pseudo"** charakterisiert, weil diese „tonlose" Stimme im Gegensatz zur eigentlichen Flüsterstimme mit Kehlkopf nicht mit der Lungenluft produziert wird. Der Therapeut soll das Pseudoflüstern gut demonstrieren können, dazu muss er – wie auch der kehlkopflose Patient – die Atemluft anhalten und dann durch präzise, etwas stärker akzentuierte Lippen-, Zungen- und Wangenbewegungen die im Mund befindliche Luft zur Artikulationsresonanz nutzen. Bei Schädigungen des Gaumensegels oder der Zunge, mundmotorischer Ungeübtheit, Hör- oder Zahnversorgungsproblemen des Patienten kann das Erlernen des Pseudoflüsterns erschwert sein.

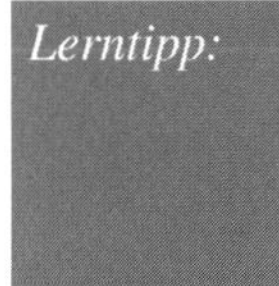

*Die Situation des frisch operierten Patienten sollte im **Unterricht** in Rollenspielen (z.B. „jemanden nach dem Weg fragen") mit vorher geübter Technik des Pseudoflüsterns nachvollzogen werden (vgl. Maddalena 1988).*

Dabei erkennt man die äußeren Bedingungen einer guten Verständigung mit Pseudoflüstern, die auch mit den Angehörigen besprochen oder trainiert werden können:

- Blickkontakt
- Konzentration auf das Gegenüber
- Ruhige Umgebung ohne störenden Lärm
- Übung im Training des Lippenablesens (Angehörige)

Übungen zur Anbahnung des Pseudoflüsterns

- Vorbereitende mundmotorische Übungen
- Entspannte/deutliche Artikulation (**Vorsicht bei zu hoher Artikulationsspannung**: Es darf nicht zu einem zu starken Spannungsaufbau und Krafteinsatz beim Pseudoflüstern kommen, weil sonst die Anbahnung der Ösophagusersatzstimme und/oder der Shunt-Ventil-Stimme erschwert wird!)
- Demonstration des Pseudoflüsterns durch den Therapeuten
- Plosive: /p/, /t/, /k/
- Frikative: /f/, /sch/, /ch/ usw.
- Konsonantenverbindungen: z.B. /ps/, /pf/, /ks/, /ts/, /pst/ usw.
- Kurze Wörter: z.B. Papst, Post, Kopf
- Satzebene

Atemgeräusche können durch Erarbeitung der Lufthaltepause bearbeitet werden, reduzieren sich aber meist schon bei entspannter Artikulation von selbst. Beim Üben des Pseudoflüsterns soll der Patient parallel für seine Atemgeräusche sensibilisiert werden.

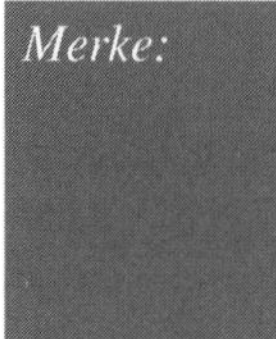

Oft treten bei gutem Pseudoflüstern spontan schon einzelne Ö-Töne durch unwillkürliches Luftaufnehmen in den Ösophagus (Ölau) auf, die zunächst nicht willkürlich produziert werden können. Der Patient sollte für diese Ö-Töne sensibilisiert und positiv verstärkt werden.

Erarbeitungsfragen/Lerntipps zu 5.2-5.7:

1. Erläutern Sie die Bedeutung und Grundprinzipien der Tonusarbeit mit dem laryngektomierten Patienten!
2. Wie funktioniert das Pseudoflüstern?
3. Wann sollte mit dem Pseudoflüstern begonnen werden? Welche Gefahr besteht bei zu frühem Beginn?
4. Nennen Sie die Bedingungen für das Verstehen des Pseudoflüsterns!
5. Warum ist gerade beim kehlkopflosen Patienten die Aufrichtung so wichtig, um sprechen zu können?
6. Wie ist es möglich, den Atemwiderstand kompensatorisch zu verbessern?

Im Unterricht ist auf eine gute methodische Vorbereitung der assoziierten Bereiche (5.2-5.7) zu achten, wobei der Aspekt der Eigenerfahrung von Übungen zu betonen ist. Es wird auf die Grundlagen zur Ausbildung im Bereich Stimmtherapie zurückgegriffen.

5.8 Ösophagusstimme

5.8.1 Einleitung

1828 zum ersten Mal wissenschaftlich diskutierte Stimmgebung (Raprand, Paris) bei einer 18-jährigen Patientin

Die Stimmgebung bei der Ösophagusstimme beruht auf der Fähigkeit, Luft in die Speiseröhre (Ösophagus) zu befördern und diese zur Tonproduktion gezielt willkürlich wieder abgeben zu können. Diese Art der Stimmgebung wird auch als Ruktus-, Rülps- oder Speiseröhrenstimme, abgekürzt als Ö-Stimme, bezeichnet, da sie das Grundprinzip ausdrückt, mit aus der Speiseröhre aufgestoßener Luft ähnlich dem Rülpsen einen Ton zu produzieren.

In Kapitel 5.8 soll die Therapie zum Erlernen dieser Stimmgebung in den wesentlichen Aspekten erläutert werden. Das Auseinandersetzen mit dieser neuen veränderten Stimme und deren erfolgreiches Anwenden erfordern einen langen, differenzierten, aber vor allem geduldigen, emotional tragfähigen Lernprozess, der durch Höhen und Tiefen gekennzeichnet ist. Nach meiner klinischen Erfahrung kann bei gutem Verlauf eine in der Alltagssituation gut einsetzbare Stimme bei etwa 50% der Patienten erreicht werden. Es ist der Weg von einer stimmlosen beängstigenden Kommunikationssituation zum Wiedererlangen befriedigender Möglichkeiten der Verständigung im Alltag. Die Zahl der Sprecher mit ausschließlich ösophagealer Stimmgebung ist jedoch rückläufig, da immer mehr Kliniken mit Shunt-Ventil versorgen (Seinsch 2001).

5.8.2 Funktionsprinzip

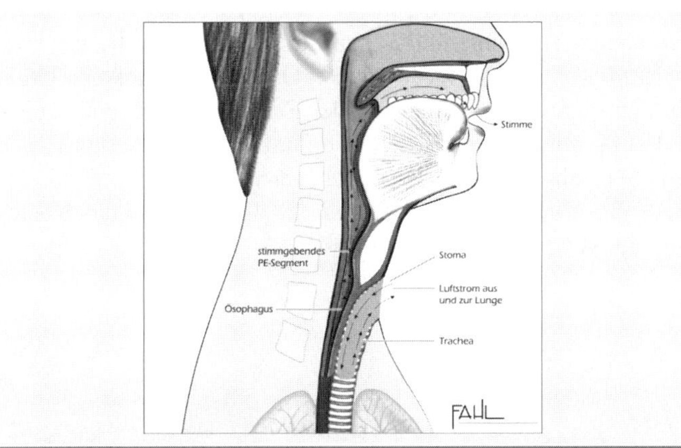

Abb. 5.1: Osophagusstimme

Ösophagusstimme–Stimmleistungswerte
- *Tonhaltedauer: 1,5-3 Sek.*
- *Lautstärke: ca. 60 dB*
- *Frequenz: 50-80 Hz*
- *Sprechtempo: ca. 120 W./Min.*
- *Stimmumfang: max. 1 Oktave*
- *Luftverbrauch: 50-80 ml*
- *Gesamtverständlichkeit im PLTT ca. 70%*

1. Schritt Ösophagusluftaufnahme = Ölau (Methode Injektion oder Inhalation)

2. Schritt: Ösophagusluftabgabe = Ölab = Tonbildung

Aktivator = Speiseröhrenausgang = Luftabgabe
Vibrator = PE-Segment = Tonbildung durch schwingende Muskelrand- und Schleimhautfalten (synonym Pseudoglottis)

Die sich im Mund befindende Luft (Luftmenge etwa 50-80 ml) wird bei der **Ö**sophagus**l**uft**au**fnahme (= **Ölau**) abwärts in das obere Drittel der Speiseröhre befördert. Dies geschieht durch zwei verschiedene **Methoden:** entweder **1. Injektion** (Eindrücken, Einspritzen) oder **2. Inhalation** (Ansaugen). Dann wird die Luft dort kurz angehalten. Sie befindet sich in Bereitschaftsposition. Bei der **Ö**sophagus**l**uft**ab**gabe (= **Ölab**) wird diese Luft willkürlich wieder abgegeben (antiperistaltische Welle). Der Ösophagussphinktermuskel und die umgebende Schleimhaut werden in Schwingung versetzt und erzeugen einen Grundton. Diese Übergangsregion zwischen Pharynx und Speiseröhre (**pharyngo-esophageal = PE-Segmen**t, Pseudoglottis) und dem Speiseröhrenmuskel (Musculus cricopharyngeus) von etwa 2-5 cm Ausdehnung bildet somit das stimmgebende Segment. Es liegt in Höhe des C5-C6-Halswirbels. Der erzeugte Grundton wird über die Resonanzbildung und Artikulation im Ansatzrohr als Stimme nutzbar. Die Stimulation und Verbesserung dieses Grundtones am Speiseröhrenausgang ist das primäre Ziel der Stimmrehabilitation.

Anatomische Voraussetzungen

Der Ösophagus ist ein schmaler, dehnbarer Muskelschlauch, der als Ersatzwindkessel etwa 70-200 ml Luft aufnehmen kann und für die veränderte Stimmgebung als Lungenersatz dient. An ihrem oberen Teil schließt die Speiseröhre mit einem Ringmuskel (Musculus cricopharyngeus = oberer Ösophagussphinkter = OÖS) ab, den man durch Übung mit der Zeit willkürlich entspannen und zusammenziehen kann. Als Sphinktermuskel verhindert er, dass Speisebrei wieder nach oben treten kann. Beim Einatmen blockiert er beim Nicht-Kehlkopflosen, dass Luft in den Magen geschluckt wird.

Methoden der Ösophagusluftaufnahme

■ Injektion

Injektion (Eindrücken, Einspritzen)

Ölau: Durch den Aufbau eines gezielten Überdrucks im Mundraum bei geschlossenen Lippen, angehobenem Gaumensegel, Anlegen der Zunge an den Gaumen und Wangentonusaktivierung ist es möglich, die bereits im Mund befindliche Luft in Richtung Speiseröhre zu transportieren. Der Ösophagusmund öffnet sich kurzfristig, nimmt die Luft in Verwahrung und schließt sich wieder. Die „Luftkugel" muss knapp unterhalb des PE-Segments positioniert werden.

Vorsicht: Ölau ist kein Schlucken von Luft! (zu tiefe Luftaufnahme, nicht beschleunigungsfähig)

Vorsicht: Der Vorgang des **Luftschluckens** kann am Anfang eine Hilfe sein, um überhaupt Luft in die Speiseröhre zu transportieren. Das Luftschlucken verhindert aber dann einen gezielten Spannungsaufbau im orofazialen Bereich, der zur Ölau notwendig ist. Außerdem wird die Luft viel zu tief in Richtung Magen transportiert. Umgekehrt ist es beim Ausprobieren der Luftaufnahme wichtig, den Aufbau einer gewissen Spannung im Bereich des PE-Segments zu akzeptieren, weil dies dem Widerstand des Sphinktermuskels entspringt, der sich eben öffnen muss. Man hört bei der Injektionsmethode ein mehr oder minder deutliches Pumpgeräusch beim Eindrücken.

Ölab: Bei gut aktivierter Sitz- oder Stehhaltung wird durch Anspannen der Bauchdecke eine Zwerchfellaufwärtsbewegung erreicht und damit der Druck im Bauchraum erhöht. Die Speiseröhre erzeugt jetzt eine antiperistaltische Welle (wie beim Aufstoßen und Erbrechen), die die Luftkugel nach oben drückt. Der Ösophagusmund öffnet sich und es entsteht der Grundton durch Schwingung des PE-Segments. Der ganze Vorgang wird als **Ruktus** (ructatio = Aufstoßen) bezeichnet. Er wird meist parallel zum Ausatmen vollzogen.

Verschlusslautinjektion

Die Verschlusslautinjektion ist eine Sonderform der Injektionsmethode. Die Verschlusslaute (Plosive: /p/, /t/, /k/, /b/, /d/, /g/) und einzelne Strömungslaute (Frikative: /f/, /s/) werden zur Ölau genutzt. Dies ist möglich bei entspanntem Speiseröhreneingang und etwas stärkerem Aussprechen der Laute bei idealem Wangentonus. Die Luft wird so schnell und ohne stärkere Pumpgeräusche in die Speiseröhre gedrückt. Die Luftabgabe verläuft wie bei der Injektionsmethode. Die stärkere Zungenaktivität der reinen Injektionsmethode entfällt. Der Patient kann somit beim Auftreten von den o.a. Lauten in seinem Sprechfluss an diesen Stationen schnell Luft injizieren. Spricht er ein Wort wie Post, so findet auf /p/ die Ölau statt und bei /ost/ die Ölab (= Phonation).

Ösophagusluftaufnahme (Ölau)			
Funktionsbereich/ Methode	**Inhalation**	**Injektion**	**Verschlusslaut-injektion**
Lippenspannung/Wangen-tonus	locker geöffnete Lippen, weit gespannte Wangen	gespannte adduzierte Lippen, nach innen gespannte, angesaugte Wangen („Schmauchen")	verstärkte Lippenspannung, nach innen gestülpte Lippen, Raum verkleinernde Wangenspannung bei Plosiv-AK-Spannung /p/, /t/, /k/
Kieferweite/Rachenweite	aktiviert nach unten geöffneter Kiefer (Gähnen), weit gespannter, gedehnter Rachen	locker geschlossener Kiefer, mit Zunge einen Abschluss nach hinten zum aktivierten Rachen aufbauend, mit leichter Kopfbeugung nach unten unterstützt	
Zungenaktivität	nach unten gewölbt	Zungenabrollbewegung von vorne nach hinten am Gaumen entlang	eine deutliche Artikulation der Plosive unterstützend /t/, /k/ nach vorne gespannt
Velopharyngealer Verschluss	angehobenes Gaumensegel, velopharyngealer Abschluss		
	leicht	stärker ausgeprägt	deutlich stärker ausgeprägt
Atmung	synchron zu intensivierter Einatmung (durch das Tracheostoma)	nach dem Ende der Ausatmung	
Tonus	auf den Körper zugehende, inspirationsunterstützende Bewegungen, aktiviert	aktiviert, druckaufbauend, durch vom Körper weggehende Bewegungen	
Gesamtablauf/Intention	Einsaugen, langsamerer Ablauf, größere Menge Luft	Einpumpen (Geräusch!), schnell, geringere Menge Luft	Einspritzung; sehr schnell, geringere Menge Luft, direkt reproduzierbar
Ösophagusluftabgabe (Ölab)			
Funktionsbereich/Methode	**Inhalation/Injektion/Verschlusslautinjektion**		
Lippenspannung/ Wangentonus	locker geöffnet, tendenziell weiter geöffneter Mund		
Kieferweite/Rachenweite	locker geöffnet		
Zungenaktivität	Formung der Artikulation		
Velopharyngealer Verschluss	artikulationsabhängig geöffnet oder geschlossen		
Atmung	Ölab findet tendenziell in der Lufthaltepause der tracheostomalen Atmung statt, zunächst leichte inspiratorische Gegenspannung („Stütze"), dann passive Zwerchfellrelaxation (Aufwärtsbewegung)		
Tonus	aktive Brustkorb- und Bauchdeckenspannung („Anschubsen")		
Gesamtablauf/Intention	loslassend, druckentlastend („Aufstoßen")		

Tab. 5.2: Vergleich der Methoden der Ösophagustonproduktion

■ Inhalation

Inhalation (Ansaugen)

Ölau: Synchron zur Einatmung und Zwerchfellabwärtsbewegung wird bei geöffnetem Mund ein Ansaugdruck auf die im Mund- und Rachenraum befindliche Luft ausgeübt. Dabei entsteht durch die Zwerchfellabwärtsbewegung eine Erhöhung des Unterdrucks in der Speiseröhre. Der Mund ist geöffnet und der Speiseröhreneingang wird inhalatorisch weit gestellt und entspannt. Notwendige Hilfen für diese Art der Ösophagusluftaufnahme sind der weit gestellte Rachen- und Kehlraum, ein Vorschieben oder Anheben des Kinns und die Weitstellung des Brustkorbes. Die Zunge ist entspannt und liegt tendenziell eher flach im Mundraum.

Ölab: Die Luft positioniert sich nach Schließen des Speiseröhreneingangsmuskels in Warteposition und wird dann wie bei der Injektionsmethode parallel zur Ausatmung abgegeben.

Beachte: *Oft treten bei gutem Pseudoflüstern schon spontan einzelne Ö-Töne durch unwillkürliches Luftaufnehmen in den Ösophagus (Ölau) auf, die zunächst nicht willkürlich produziert werden können. Der Patient sollte für diese Ö-Töne sensibilisiert und positiv verstärkt werden.*
Entscheidend ist, dem Patienten zu vermitteln, dass bei dieser Technik durch die bleibende Trennung von Speise- und Luftweg keine Nutzung der Lungenluft erfolgt. Viele Patienten produzieren Fehlanstrengungen, weil sie z.B. die Luft über Mund oder Tracheostoma anzusaugen versuchen. Die Bewusstmachung der Bedeutung dieser funktionalen Veränderung für die Stimmproduktion ist von zentraler Wichtigkeit für die Therapie. Dem Patienten muss ferner unbedingt die ***Zweiteilung*** *der Stimmproduktion in Ölau und Ölab klar sein.*

Erfahrungen mit der Ösophagusstimme sind stark vom Erlebnis einer auffälligen Stimmgebung und – vielleicht noch gravierender – der ungewohnten Empfindung, Luft in die Speiseröhre aufzunehmen, charakterisiert. Für den Therapeuten ist es unumgänglich, diese Eigenerfahrung zu machen, um die Probleme des Patienten später besser verstehen und ihn differenziert anleiten zu können. Nicht immer gelingt es in der begrenzten Stundenzahl des Unterrichts im Nebenfach Laryngektomie, dem Schüler auch das große Erfolgserlebnis des ersten erfolgreich produzierten Ö-Tones oder gesprochenen Wortes zu vermitteln. Damit kein Leistungsdruck entsteht, sollte dem Auszubildenden vermittelt werden, dass nicht jeder in der Unterrichts- oder Ausbildungszeit den Ö-Ton erlernen kann. Eine Auseinandersetzung mit dem Modell guter kehlkopfloser Sprecher (Hospitation, Video- und Tonbandaufzeichnungen) ist unbedingt notwendig. Ich halte trotz der vermehrt mit Shunt-Ventil versorgten Patienten diese Erfahrung mit der klassischen Ö-Stimme für unumgänglich, weil nur so die taktil-kinästhetische und auditive Wahrnehmung für die neue Stimmfunktion erlernt werden kann. **Außerdem sollte in jedem Fall auch der Shunt-Ventil-Sprecher durch die logopädische Therapie angeleitet werden, zumindest das Grundprinzip der Ö-Stimme wenn möglich bis hin zu basaler Alltagskommunikation zu beherrschen.**

Unterrichtsmethodik:	*Demonstration und Praxiserfahrung der Ö-Stimme in Kleingruppen oder Paaren; Beobachtung unter den verschiedenen Problemkriterien (s. Hilfen 5.8.4); „Instruktoren", die den Ö-Ton bereits beherrschen, als Anleiter; Betonung der Hierarchie auch kleinster Lernschritte, Vermeiden von Leistungsdruck.*

5.8.3 Stimulierung und methodenunabhängige Anbahnung

Der Zeitpunkt, um mit der Produktion der Ö-Stimme erste Erfahrungen zu machen, beginnt für den kehlkopflosen Patienten meist schon in der Klinik bei der betreuenden Logopädin. Sobald die Wundheilung im Hypopharynx vollkommen abgeschlossen ist, wird die Nährsonde gezogen. Der Patient beginnt in Absprache mit der Pflegestation mit dem Kostaufbau (abgestuftes Verändern der Lebensmittel von leicht bis schwieriger zu essen). Jetzt sollte das logopädische Training möglichst hochfrequent mindestens 1x pro Tag, eventuell aber nur in kürzeren Therapieeinheiten von 30 Minuten erfolgen. Stationäre Kontakte lassen sich im Klinikalltag sehr individuell regeln. Vor dem Abschluss der Wundheilung sollte meiner klinischen Erfahrung nach zu starkes Pseudoflüstern oder Druckaufbau durch mundmotorische Übungen nicht stimuliert werden, da spätere Verspannungen der Muskulatur oder übertriebenes Pseudoflüstern die Anbahnung der Ösophagusluftaufnahme erschweren können.

Lernziel dieser Phase ist es aus Sicht des Patienten, „irgendwie" Luft in die Speiseröhre aufzunehmen und diese anschließend „irgendwie" über den Mund abzugeben.

Der Therapeut beobachtet in diesen ersten Versuchen, zu welcher Methode der Patient tendiert. Sollte der Patient den Ruktus spontan und bequem erzeugen können, so ist die dabei angewandte Methode (Injektion, Inhalation, Verschlusslautinjektion) für den Therapeuten das Zeichen, mit dem Patienten diese Methode zu stabilisieren. Diese ersten Schritte können sehr lange dauern oder ganz im Gegensatz nur wenig Zeit der ersten Therapien in Anspruch nehmen, wenn der Patient z.B. vorher schon Erfahrungen mit dem „Aufstoßen“ gemacht hatte. Es sollte insgesamt nicht zu früh die Entscheidung zur Stabilisation einer bestimmten Methode erfolgen, weil der Patient dann besser die verschiedenen Aspekte der Produktion üben, wiederholen und integrieren kann. Im Sinne der Effektivität des motorischen Lernens ist ständige Wiederholung notwendig.
Beim Lernen des Ruktus müssen sich viele einzelne Faktoren der Funktionsbereiche Gesamttonus, orofazialer Tonus, Atmung und Intention verschalten, so dass es besser ist, den Patienten in dieser Phase zunächst allgemeiner, d.h. unspezifischer zu stimulieren. Mischformen der später zu differenzierenden Methode der Luftaufnahme (Ölau) sind zuzulassen.

Ein Beispiel: Statt den Patienten im Einzelnen anzuleiten, die „Luftkugel“ bei geschlossenen Lippen mit angehobener Zunge gegen den Gaumen zu drücken, die Wangen leicht nach innen einzuziehen und dann die Luft nach hinten „einzudrücken“, kann es auch sinnvoll sein, dass die Therapeutin „einfach“ diese Art der Ölau vormacht und dann einen Ösophaguslaut phoniert, um den Patienten zur Nachahmung anzuregen.

Dem Patienten sollte verdeutlicht werden, dass die Hilfen, die die Logopädin gibt, die verschiedenen Aspekte der Ösophagusstimmproduktion ansprechen, weil sich der Ruktus aus verschiedenen Aspekten von Wahrnehmung, Körperhaltung, Atmung, Entspannung und muskulärer Aktivierung zusammensetzt. Das Gelingen von Ö-Tönen ist dann oft mit dem „**Umlegen eines Schalters**“ vergleichbar, wobei eine neue Qualität erreicht ist, die aus der Summe der Einzelteile nicht immer erklärbar ist („Aha-Erlebnis“). Gute Speiseröhren-Sprecher können zumeist nicht genau erklären, wie sie den Ton produzieren. Dieses Annähern an den Ruktus in der logopädischen Therapiesituation in der Anbahnungsphase kann dem Patienten mit dem Bild des „**Schrotflinten-Schießens**“ verdeutlicht werden, in dem Sinne, dass nicht alle Hilfestellungen aus den Bereichen Wahrnehmung, intentionale Bilder usw. für ihn speziell passen werden. In der Gesprächsführung sind das wertfreie Aufgreifen und Spiegeln von Schwierigkeiten (n. Rogers 2002) und die Entwicklung von Lösungen für das Üben alleine zu Hause (z.B. nicht zu lange Übungsphasen wegen der

Gefahr der Überforderung, Übelkeitsgefühle, Ekel) von großer Bedeutung. Der Wechsel zwischen Sitzen, Stehen und Gehen bei Anbahnungsversuchen hat sich als förderlich erwiesen.

Mögliche Durchführungsschritte

- Zunächst wird der Patient gefragt, ob er sich an das Gefühl des „Rülpsens/Aufstoßens" erinnern kann, und danach motiviert, einen entsprechenden Ton zu erzeugen. Dies kann auf einen unartikulierten Ruktus erfolgen, einen Vokal (z.B. /a/, /o/), eine Vokal-Plosiv-Kombination (/ap/, /ak/ etc.) oder eine Plosiv-Vokal-Verbindung (/pa/, /ta/, /ka/ etc.) (n. Glunz 2004).
- Kommt kein Ton zustande, kann der Patient am Modell der Therapeutin (evtl. Video-/Audio-Demonstration) die Techniken beobachten und eventuell imitieren. Es ist nicht zwingend notwendig, dass die Logopädin den Ö-Ton demonstrieren kann, da sie auch auf Erfahrungen und Hilfen der Therapie funktioneller Dysphonien zurückgreifen kann. Das methodenunabhängige Stimulieren sollte wechselweise mit Anwendung der Inhalations- oder Injektionsmethode der Ölau produziert werden.
- Verdeutlichung mithilfe visueller Mittel (Abbildungen, Zeichnungen, Abfolge darstellen mittels Videofilm zu Ort und Entstehungsart des Tones)
- Verbale Instruktion zum Ablauf (Trennung in Ölau und Ölab, Prinzip, Anatomie, Kraftaufwand)
- Ganzheitliche Vorstellungsbilder einsetzen, z.B. an einer Blume riechen, wenn die Zwerchfelltiefstellung angeregt werden soll
- Weitung und Aktivierung des Ansatzrohres und orofazialen Bereichs
- Der Hinweis, dass der Ton eher leise, ohne Kraft, kurz und von „sprudelnder" Qualität (lockere Schwingung erkennbar) sein muss und als „Keimzelle" immer so bleiben muss, ist Grundvoraussetzung jedweden flüssigen Sprechens!

sprudelnd-leichter, eher leiserer Grundton als Basis der Ö-Stimme

- Das Trinken kohlensäurehaltigen Mineralwassers verbessert die Wahrnehmung für das Hochkommen aufsteigender Luft aus dem Magen. Die Stelle der Tonproduktion am PE-Segment kann durch Auflegen der Hand/Finger wahrgenommen werden, vor allem wenn willkürlich produzierte Töne noch nicht möglich sind.
- Lernen am Modell des Therapeuten oder eines gut sprechenden Patienten. Der Patient kann bei sich selbst oder beim Therapeuten an der Halsaußenseite in Höhe der Pseudoglottis mit sanftem Druck durch Auflegen der Hände die Öffnung der Speiseröhre und die Schwingung bei Ruktus erspüren. Modellhaftes Vorgeben der Rülpstöne erleichtert die Nachahmung, kann aber bei zu häufiger Produktion auch Leistungsdruck erzeugen.
- Vermeiden von Verkrampfung, Über-Konzentration oder Unwohlsein (Ablenkung)

- Verstärkung kleinster Lernschritte (Wahrnehmung; notwendiger Muskelaufbau der „Ersatzglottis")

Der Lernprozess des Patienten, Ösophagustöne zu produzieren, ist stark von individuellen Vorerfahrungen und der Bereitschaft abhängig, sich auf die zunächst ungewohnte Tonbildung einzulassen. Schamreaktionen können am wirkungsvollsten überwunden werden, wenn die Logopädin natürlich mit den mühevollen und unangenehmen Erfahrungen umgeht.

Insgesamt gesehen dient diese Phase des methodenunabhängigen Experimentierens dazu, zu erkennen, mit welcher Methode der Patient die Ösophagusluftaufnahme durchführt. Sollte er willkürlich stabil Ruktustöne produzieren können, wird die beobachtete Art der Produktion stabilisiert (s. 5.8.5). Im Unterricht werden die meisten Schüler nur in der Anbahnungsphase ihre Erfahrungen sammeln (unbedingt Leistungsdruck vermeiden!).

5.8.4 Hilfen und/oder methodenabhängiges Anbahnen

Wenn nach einer längeren Phase des methodenunabhängigen Stimulierens kein Ruktus produziert werden kann, müssen Hilfen so gegeben werden, dass sie entweder für die Injektions- oder Inhalationsmethode eine Richtung vorgeben. Die Beobachtung, wie der Patient versucht, mit dem effizientesten Aufwand Luft in die Speiseröhre zu transportieren (Ölau) und diese wieder abzugeben (Ölab), führt dazu, dass der Therapeut
1. eine Hypothese zur erkennbaren Methode der Ölau und
2. zu den Problembereichen der inneren Funktionsprozesse
entwickelt und danach gezielt Hilfen einsetzt.

Zu den Funktionsbereichen s.a. Tab. 5.2, S. 80.

Die Regulation des Drucks im Ösophagus („Schlauch") sollte dabei als geschlossenes Luftdrucksystem vergleichbar mit einem Barometer (s. Abb. 5.2) verstanden werden, das ausgehend vom orofazialen Spannungsaufbau der Mundhöhle über den Speiseröhreneingang („Ventil") bis hinab zur Zwerchfell- und Haltungsebene von beiden Seiten aus Unter- oder Überdruck entwickeln kann. Eine bestimmte Luftmenge muss nach Ölau unter dem PE-Segment verfügbar sein, um diese dann bei der Ölab gezielt abzugeben.

Funktionsbereiche des „Ösophagusdruck-Barometers"

- Orofazialer Tonus (Lippen, Wangen, Kiefer, Rachen, Gaumensegel, Zunge)
- Ösophagusöffnung
- Atmung (Zwerchfelleinsatz)
- Tonus (Unterbauch, gesamtkörperlich, Schulter-Halsbereich)

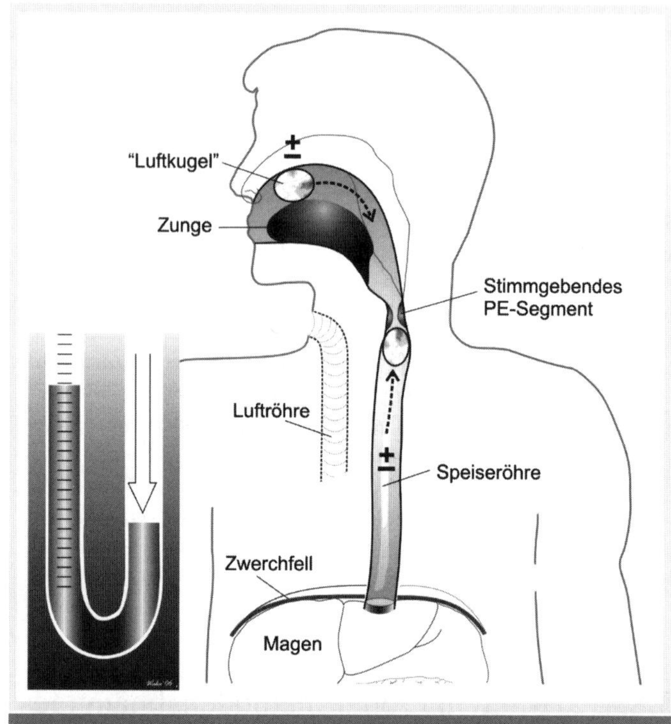

Abb. 5.2: Ösophagus-Drucksystem „Barometer" (UK Aachen, Hr. Korr)

Beispiele:

1. Ein Patient zeigt ein deutliches Pumpgeräusch bei der Ölau und eine stark angespannte Kiefermuskulatur. Er hat den Mund geschlossen, hebt die Zunge an und zieht die Wangen ein.
   Ableitung: Er realisiert die Ölau mit der Injektionsmethode. Der Ösophagusdruck muss als zu hoch eingeschätzt werden. Der Patient soll über die Vorstellung des Einsaugens, das Herstellen von Gähnweite sowie mit Kieferausstreichen den Tonus erniedrigen und damit die Ölau erleichtern.
2. Ein Patient hat starke Luftansammlung nach Übungen zur Ö-Tonanbahnung im Magenbereich. Bei Ölau atmet er stark ein, zieht bei geöffnetem Mund und etwas nach vorn geschobenem Unterkiefer die Luft ein.
   Ableitung: Er nutzt somit die Inhalationsmethode zur Ölau. Sein Ösophagusdruck wird zu niedrig sein. Über aktivierte Stehhaltung, Bewegung der Arme vom Körper weg, die den Spannungsaufbau fördern, und die Vorstellung, der Ölau etwas entgegenzusteuern (leichtes Gefühl des „Hochwürgens") soll er den Ösophagusdruck erhöhen.

Hier als Wiederholung zusammengefasst die Hauptkennzeichen der Ölau-Methoden:

Injektionsmethode

Lippen- und Zungenaktivität bei geschlossenem Mund, meist Pumpgeräusch, leichte Kopfbewegung abwärts; Einpumpen; exspirationssynchron

Verschlusslautinjektion

Plosive zur Ölau genutzt, flexible, schnelle Ölau bei präziser orofazialer Spannung, leichteres Pumpgeräusch als bei reiner Injektion; Einspritzen; exspirationssynchron

Inhalation

Inspirationssynchrone Ölau, keine Zungen- oder Pumpaktivität, Weitung des Ansatzrohres am Hals, Anheben des Kopfes, Vorwärtsbewegung des Kinns erkennbar, Einsauggeräusch beim Ansaugen der Sprechluft; inspirationssynchron

Tab. 5.3: Hauptkennzeichen der verschiedenen Ölau-Methoden

Im Folgenden sollen Beispiele für tendenziell eher **tonuserniedrigende Hilfen (−)** zum Abbau von Überspannung und **tonuserhöhende Hilfen (+)** zum gezielten Spannungsaufbau unterteilt nach der jeweiligen Ölau-Methode gegeben werden.
Da sie für alle Methoden identisch sind, sollen Hilfen zur Ösophagusluftabgabe am Ende des Kapitels beschrieben werden.

Hilfen bei der Injektionsmethode inkl. Verschlusslautinjektion/Ölau

- **Lippenspannung/Wangentonus**

(+) Wangen einsaugen, Kirschkerne spucken, Spatelwiderstandsübungen; „Schmauchen" an einer Zigarette, Auffangen einer vorgestellten hochgeworfenen Erdnuss aus der Luft mit dem Mund (Intention), Mundmotorische Übungen
Bei Verschlusslautinjektion: überdeutliches Artikulieren und Wahrnehmen des Luftstroms, der durch die Bildung der Plosive entsteht, Einstülpen der Lippen beim Artikulieren von /p/, Lautketten wie /pataka/, Verstärkung der Zungenabrollbewegung. Oft wird bei „fortgeschrittenen" Injektionssprechern allein durch eine spannungsvolle, aber flexible Artikulation die Ölau ausgelöst und damit die Verschlusslautinjektion angebahnt.

(−) Lippenflattern, Massage der orofazialen Muskulatur, Wangen locker aufpusten, Luftkugel hin- und herschieben

- **Kieferweite/Rachenweite**
- \+ (selten notwendig): Spannungsaufbau mit Druckaufbau (Zubeißen), leichtes Kopf-nach-unten-Nehmen wie beim Nicken, dadurch Verstärkung des Einpumpens bzw. Einspritzens
- − Kiefer ausstreichen, Rotation wie beim lockeren Kauen

- **Zungenaktivität**
- \+ Zunge aktiv am Gaumen abrollen, begleitet durch die Lautfolge /Mmmtak/ (M = Mundschluss und Spannungsaufbau, tak = Zungenabrollen), deutliches Artikulieren von Plosiven isoliert, als Silben wie /pa/, /ta/, /ka/ usw. und in Wörtern Pass, Fass, Kopf usw.; Zunge mit Spatel oder Oblate zur ganzflächigen Hebung aktivieren, mit Kopfbewegung nach vorne (=Verkürzung des Rachenraumes, Unterdruck) oder Armbewegung kombinieren, Pumpen der Zunge verstärken
- − „Heiße Kartoffel" als Mundraumgefühl, Pleuelübung (Zunge vorne halten, dann lösen); Druckmassage der Zunge mit Finger oder Spatel

- **Velopharyngealer Verschluss**
- \+ Druckaufbau mit Plosiv /p/ und Luftdruckaufbau, mit Strohhalm in Glas Wasser sprudeln, Pseudoflüstern verstärken, Streichholz ausblasen, Feder vor Mund mit Mundluft wegpusten, Pfeifen zunächst imitieren, später möglich (auch mit kleiner Trillerpfeife)
- − nicht erforderlich

- **Ösophagusöffnung**
- \+ Druckaufbau durch Bewegungshilfen: z.B. Tennisball auf den Boden prellen, Softball, Bali-Gerät drücken; von außen Druck mit Fingern am PE-Segment aufbauen
- − Weitung durch Gähnstellung, Kopfhaltung variieren, gesamtkörperliche Entspannung, Vorstellung des Ansaugens von Luft durch Halsbereich

- **Atmung**
- \+ Lufthaltepause und Spannungsaufbau trainieren, exspirationsunterstützende Bewegungen vom Körper weg, aktive „Bauchpresse", Aufstehen, Umhergehen
- − Ansaugen vom Bauch her, vertiefte interkostalabdominale Atmung

- **Tonus**

⊞ aktivierte Haltung, Unterbauchspannung (vgl. 5.2 Aktivierte Aufrichtung), Bewegungen vom Körper weg, die Druck aufbauen z.B. Wegdrücken vom Tisch, Softball drücken, ruckartige Bewegung wie Arme anziehen, Äpfel pflücken, Einsatz von Bali-Gerät und Theraband

⊟ Tonusregulierung nach Jacobson, Eutonie, eventuell ergänzend Physiotherapie bei starken Verspannungen

- **Gesamtablauf/Intention**

⊞ verstärktes Pumpen, verstärkte Zungenabrollbewegung, unangenehmes Eindrücken von Luft, Politzerballon einsetzen (nur bei Versagen aller Hilfen)

⊟ Rachenweite, umgekehrt „übergeben", Weitstellung und Lockerung des ganzen Körpers, etwas mit Ansauggefühl mischen (s. Inhalation)

Hilfen bei der Inhalationsmethode/Ölau

- **Lippenspannung/Wangentonus**

⊞ geweitete Mund- und Wangenspannung, große Luftkugel aufnehmen, Backen aufblasen, großen Apfel in den Mund nehmen

⊟ Lippenflattern, Massage der orofazialen Muskulatur, Wangen locker aufpusten

- **Kieferweite/Rachenweite**

⊞ aktiviertes Gähnen mit Räkeln, bei geschlossenem Mund; „Erstauntsein" wie /o/ sprechen, Vorstellung des Luftansaugens auch in die Nasenräume, kleine unterstützende Kopf- und Kinnbewegungen nach oben (Rachenweite vergrößern), Schluchzen imitieren

⊟ Kiefer ausstreichen, Kieferrotation wie beim lockeren Kauen

- **Zungenaktivität**

⊞ Zunge aktiv nach unten wölben, wie angesaugt; „heiße Kartoffel" auf Zunge hin- und herschieben

⊟ Zungenmassage, Wahrnehmungsübung, lockeres Pleueln der Zunge

- **Velopharyngealer Verschluss**

⊞ Druckaufbau mit Plosiv /p/ und Luftdruckaufbau, mit Strohhalm in Glas Wasser sprudeln, Pseudoflüstern verstärken, Streichholz ausblasen, Feder vor Mund mit Mundluft wegpusten

⊟ nicht erforderlich

- **Ösophagusöffnung**

⊞ Druckaufbau durch Bewegungshilfen: z.B. Tennisball auf den Boden prellen, Softball, Bali-Gerät drücken; von außen Druck mit Fingern am PE-Segment aufbauen

⊟ Weitung durch Gähnstellung, Kopfhaltung variieren, gesamtkörperliche Entspannung, Vorstellung des Ansaugens von Luft durch Halsbereich, Verbesserung der Einatmungstendenz durch muskuläre Entspannung des Schulter-Nackenbereichs

- **Atmung**

⊞ Tendenz zur Weitstellung des Thorax bei Einatmung verstärken (keine Hochatmung!), durch Körperbewegungen und Gähnen unterstützen, Hauptfokus ist das Erreichen von aktivierter Weitung des Ansatzrohres durch Inspiration, Vertiefung der Bauchatmung, Verbesserung der Atemwahrnehmung

⊟ Lockerung und Dehnung

- **Tonus**

⊞ aktivierte Haltung, Unterbauchspannung (vgl. dispokinetische Übungen, s. 5.2), Bewegung zum Körper hin: z.B. zwischen den Händen vor dem Körper ein Gummiband lang ziehen („Ziehharmonika“), die Hände schöpfen aus einem großen Brunnen Wasser mit nach vorne gebeugter Haltung usw.

⊟ Tonusregulierung nach Jacobson, Eutonie, eventuell ergänzend Physiotherapie bei starken Verspannungen

- **Gesamtablauf/Intention**

⊞ intensiviertes Ansaugen von Luft (wie Riesenstrohhalm) bis zum Bauch, Erschrecken/Erstaunen, umgekehrtes Erbrechen; Sogbildung

⊟ Gegenhalten zur Luftansaugung mit aktivem Baucheinziehen, Luftraum kleiner machen, gesamtkörperlich „eng“ stellen

Merke:	*Im Gegensatz zu der mehr spannungsabbauenden Arbeit in der Therapie funktioneller Stimmstörungen ist die Ölau ein aktiver Vorgang, d.h. die Portion Luft muss mit Muskelkraft aktiv aufgenommen werden.*

Methodenübergreifende Hilfen bei der Ölab

Die Hilfen zur Ösophagusluftabgabe sind nicht methodenspezifisch.

- Einsatz von Bali-Gerät, Deuserband oder Druckbewegungen mit Softball, Abdrücken des Körpers von Tisch, Wand, Stuhl, um die Zwerchfellaufwärtsbewegung zu stimulieren
- Luftkugel anschubsen wie Springbrunnen, „Herausziehen" der Luft wie an einem Faden aus dem Mund, Tablett herüberreichen
- Arme an Körper ruckartig anziehen, Ruderbewegung
- Schwere Kugel stoßen
- Bauchdecke einziehen (Therapeutin gibt durch Handauflegen richtigen Zeitpunkt an)
- Gefühl des „Übergebens", „Hochwürgen"
- Druckaufbau wie beim Toilettengang
- Luftkugel etwas festhalten in Höhe des PE-Segments
- Taktile Hilfe z.B. am Halsbereich
- Modellvorgabe durch den Therapeuten
- Mundöffnung vergrößern, Kiefer hängen lassen
- Ruckartig aufstehen
- „Kraftausdruck" nutzen (Intention z.B. verdammt!)
- Mit vermehrtem Trinken von kohlensäurehaltigen Getränken Ösophagusdruck erhöhen

Zusammenfassung:

In der Anbahnungsphase ist das wichtigste Ziel, willkürlich irgendwie einen Ösophaguston zu produzieren. Kleinste Lernschritte sollen motiviert und bewusst gemacht werden. Die Therapeutin muss dabei gleichzeitig im Fokus die Methode der Ösophagusluftaufnahme erkennen, die am häufigsten und effektivsten eingesetzt wird, und diese in der nächsten Phase stabilisieren.

5.8.5 Vergleich der Methoden der Ösophagustonproduktion

Die Methoden der Ösophagustonproduktion wurden in Tabelle 5.2 durch vergleichende Gegenüberstellung der Hauptkennzeichen beschrieben. Diese Tabelle kann als Beobachtungsbogen zum Erkennen der Art der Ösophagusluftaufnahme benutzt werden.

5.8.6 Methodenspezifische Stabilisierungsphase

Das Ziel dieser Übungsphase ist es, den neuen Phonationsmechanismus für den Patienten willkürlich und bewusst wiederholbar zu machen (Automatisierung).

„Bei diesem Abschnitt kommt es darauf an, die Funktion von Luftaufnahme und Ton durch zahlreiche Wiederholungen zu einem Funktionsmuster zusammenzuschließen, zu festigen und durch zunehmende Beschleunigung zu einem weitgehend automatisierten Ablauf zu bringen" (Böhnke, Spiecker-Henke 1997). Wenn erkannt wurde, ob der Patient mit Injektion-/Verschlusslautinjektion oder Inhalation spricht, muss die bevorzugte, für diesen Patienten effektivste Methode stabilisiert werden. Die Einschätzung bedarf der klinischen Erfahrung mit Patienten und schult sich durch Beobachtung und eigene Imitation der Stimmproduktion (Nachempfinden).

Insgesamt sollte m.E. nach bei ***gut produzierbarer Injektionsmethode*** *diese im Hinblick auf die besseren Stimmleistungswerte und Ökonomie der Sprechanstrengung stabilisiert werden. Mischformen sind unbedingt zuzulassen.*

Allgemeine Erarbeitungsfolge der Stimm- und Sprechtherapie

1. *Silben*
2. *Einsilber*
3. *Ergänzung des Artikels zu Nomen (Substantive)*
4. *Zwei- und mehrsilbige Wörter bzw. Äußerungen*
5. *Kurze Sätze*
6. *Verlängerte Satzstrukturen*
7. *Dialoge*
8. *Gedichte*
9. *Fließtexte (Prosa)*
10. *Bildbeschreibungen und Nacherzählungen*
11. *Rollenspiele*
12. *In-vivo-Arbeit*

Grundsätzlicher Ablauf der Stabilisierungsphase unabhängig von der Methode

1. *Ölau auf Silben- und Wortebene*
2. *Einsatz spezieller Hilfen zur Ölau und Ölab*
3. *Koordination von Atmung und Sprechablauf (Lufthaltepause)*
4. *Ösophagustonbeschleunigung*
5. *Ösophagustonverlängerung*

(1) Die ersten Töne erfolgen auf Vokale, Vokal-Plosiv- (z.B. op, ap, öp, aup) oder Plosiv-Vokalverbindungen (z.B. pa, ka). **(2)** Qualität und Leichtigkeit der Stimme werden durch Einsatz patientenspezifischer Hilfen korrigiert und verbessert. Problembereiche können allgemeiner Art sein (Tonus, Atmung) oder speziell auf die Ösophagusluftaufnahme und -abgabe bezogen sein. Oft kombinieren sich die Fragestellungen und sind deswegen nur durch Hilfestellung der Therapeutin zu verändern (siehe 5.8.4). Veränderungen der Lautstärke, Modulation oder Tonverlängerung sind hier vorerst auszuklammern. **Hauptziel**: leise, schnelle Tongebung. **(3)** Die Erarbeitung der Lufthaltepause erweitert die Stimmmöglichkeiten. Sie wird genutzt, um 1. störende Atemgeräusche des Stomas zu vermeiden und 2. die Spannungsverhältnisse für den Ösophagusdruck und die stimmgebenden Segmente zu verbessern. Jede Methode nutzt eine spezifische Koordination der Ölau zum Atemmechanismus, obwohl funktionell keine direkte Verbindung zwischen Luft- und Speiseröhre besteht. **(4)** Bei diesem Schritt wird bei verlängerter Lufthaltepause (weitere Reduktion der Atemgeräusche) mehrfach hintereinander ein Ruktus produziert. **(5)** Auf eine ebenfalls verlängerte Lufthaltepause werden längere Ölau produziert.

Im folgenden Kapitel soll die methodische Erarbeitung für die Injektions- und Inhalationsmethode getrennt dargestellt werden.

Sie ist die Grundlage für einen erfolgreichen Transfer (= flüssige Anwendung in der Spontansprache). Sinnvolles Material wie kleine Phrasen oder Alltagswörter muss frühzeitig eingesetzt werden.

- **Injektions-/Verschlusslautinjektionsmethode**

1. Ölau auf Silben- und Wortebene

Zunächst wird bei jeder Ölau eine Silbe gesprochen. Es sollten die Laute genutzt werden, die vom Patienten leicht produziert werden können.

Beispiel Injektion
Silbenebene: /ap/, /at/, /ak/; /op/, /ot/, /ok/, evtl. auch mit /it/, /ik/; /et/, /ek/; /ut/, /uk/ etc., wobei diese Vokale das Ansatzrohr verengen und eine andere „schwierigere" Schwingung des PE-Segments voraussetzen.
Wortebene: Ast, Abt, Amt; Eck, es, er; im, ihr, ich, ist; Ost, ob, Obst; Ulk, und, um

Beispiel Verschlusslautinjektion
Silbenebene: /pa/, /po/, /pe/, /pi/, /pu/; /ta/, /to/, /te/, /ti/, /tu/; /ka/, /ko/, /ke/, /ki/, /ku/ etc.
Wortebene: Post, passt, Pit, Pult, Pest, Pakt, Pilz; Tag, Tim, Tipp, Tat, Top; Kap, Kopf, kalt, Kit, Kind, Keks etc.

In dieser Phase können bereits sinntragende einsilbige Wörter eingesetzt werden, die der Patient im Alltag schon anwenden kann, wie z.B. Tag, Tschö, ja, nein, nicht. Atemgeräusche müssen zu dieser Phase noch nicht speziell korrigiert werden, wenn der Patient auf den Hinweis, die Anstrengung zu verringern und „leise" und „sprudelnd" zu sprechen, gut anspricht. Manchmal sind für Patienten Wörter leichter zu sprechen als „sinnlose" ungewohnte Silben, die ihnen ungewohnt sind (Hemmung). Gesten und intentionale Vorstellungen erleichtern den richtigen Spannungsaufbau. Methoden aus den Bereichen Tonus, Atmung, Artikulation bilden die Voraussetzung für eine erfolgreiche Stabilisierung und müssen als Hilfen in dieser Phase wiederholt und aufgegriffen werden (assoziierter Bereich).

2. Einsatz allgemeiner und spezieller Hilfen zu Ölau und Ölab (siehe 5.8.4)

Die Hilfen sind ähnlich wie bei der methodenunabhängigen Anbahnungsphase eher auf allgemeine Fragestellungen wie ungenü-

gende oder forcierte Atmung, erhöhter Körpertonus, fehlerhafte Haltung speziell im Kopfbereich oder orofaziale Verspannungen zurückzuführen. Fehlerhafte Vorstellungen des Gesamtablaufes („Luft muss von außen aufgenommen werden", klärende Information des Therapeuten) können die Zusammenschaltung der Funktionen verhindern. Die Bedeutung einer guten Artikulation zeigt sich gerade bei der Injektionsmethode, weil ein gutes Pseudoflüstern (5.7) die Ölau optimiert.
Die Erarbeitung spezifischer Hilfen bedarf der guten Interaktion zwischen dem Patienten und der Therapeutin (Erfragen, Beobachtungen mitteilen, Körperwahrnehmung in Eigen- und Fremdaspekt präzisieren). Zu viele Hilfen verwirren den Patienten. Geduldige Wiederholungen mit Entspannungspausen entlasten den Arbeitsprozess. Das modellhafte Vorgeben (Video- und Audiobeispiele, andere Patienten vorstellen, Gruppentherapie) durch den Therapeuten ist sehr hilfreich.

3. Koordination von Atmung und Sprechen (Lufthaltepause)

Obwohl kein direkter Zusammenhang mehr zwischen Tracheostomaatmung und Phonation besteht (bleibende anatomische Trennung von Luft- und Speiseröhre), ist es notwendig, ungünstige Beeinflussungen der Tongebung durch die Atmung zu verhindern (Atemgeräusche, Hochatmung). Grundsätzlich besteht die Tendenz, während der Phonation auszuatmen (gewohnte normale Ausatmung vor der Erkrankung). Für die beiden Injektionsarten hat sich als Zeitpunkt der Ölau das Ende der Ausatmungsphase oder der Beginn der Einatmungsphase erwiesen. Dies führt zum Aufbau der günstigsten Druckverhältnisse. In der Phonationsphase (Ölab) wird dann zur Vermeidung von störenden Atemgeräuschen die Atemluft angehalten. Es ergibt sich die sogenannte Lufthaltepause (= LHP).

Ö-Stimmproduktion

↓ = Ölau
∿∿ = Ölab
E = Einatmung
A = Ausatmung
LHP = Lufthaltepause

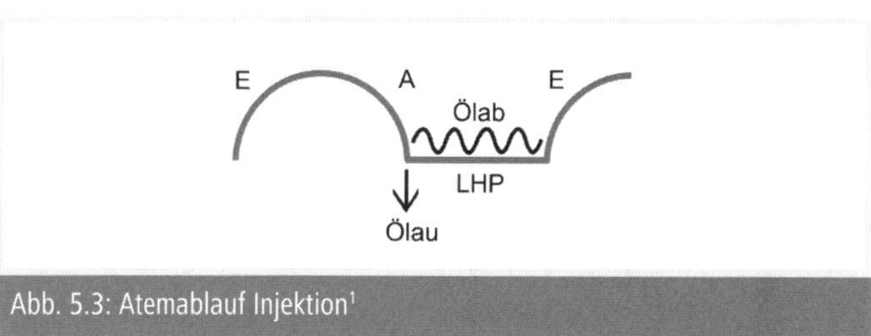

Abb. 5.3: Atemablauf Injektion[1]

1 Die Ablaufschemata gelten immer auch für die Verschlusslautinjektion.

Erarbeitung der Lufthaltepause (= LHP)

Wie wird die LHP erarbeitet?

a. Erspüren von Atemräumen und Atemrhythmus
b. Begleitung des Ablaufs der LHP mit einer Skizze und gleichzeitiges Spüren des Luftanhaltens am Tracheostoma (Papier, Hand, Feder), zunächst nur wenige Sekunden
c. Wiederholung mehrerer Abläufe
d. Integration von Ölau und Ölab in die LHP
e. Individuelle Verlängerung der LHP: mit den Fingern mitzählen, **Vorsicht**: nicht so lange wie möglich!, ca. 3-5 Sekunden, individuell sehr unterschiedlich

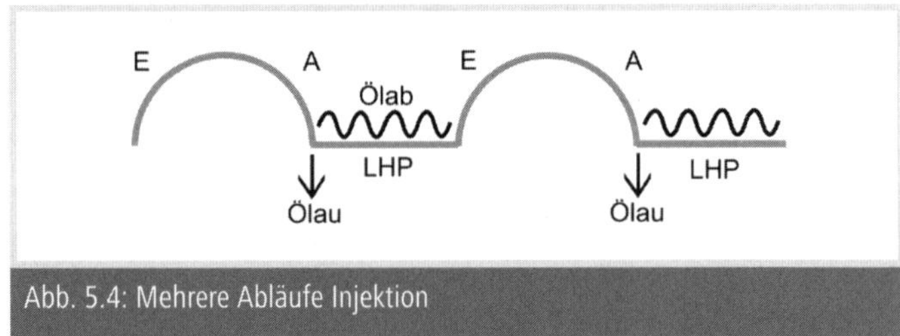

Abb. 5.4: Mehrere Abläufe Injektion

Fazit: *Die Anwendung der Lufthaltepause erlaubt ökonomischen Spannungsaufbau für die Phonation und Vermeidung von Atemgeräuschen. Sie sollte jedoch nicht „sklavisch" vermittelt und angewendet werden, weil in der Realität des spontanen Sprechens auch Abweichungen vom Atemrhythmus möglich sind. In der ersten Zeit des Lernens schafft sie jedoch ein gutes Bewusstsein für die Stimmgebung und ermöglicht eine ruhige, ausgeglichene Atemführung.*

4. Ösophagustonbeschleunigung

Kann der Patient die LHP relativ konsequent einsetzen und ist die Ölau zuverlässig verfügbar, können mehrere Ösophagustöne auf eine verlängerte LHP trainiert werden.

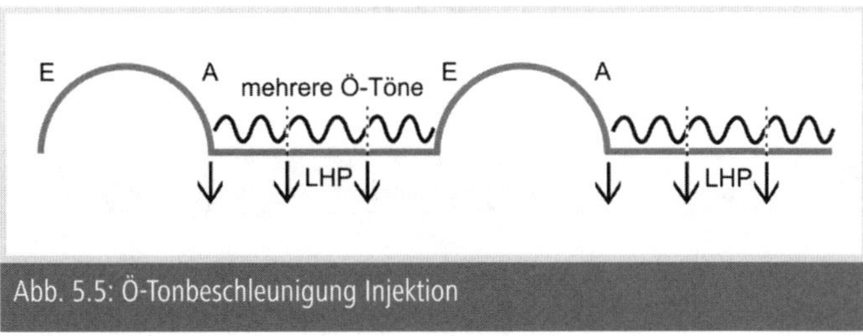

Abb. 5.5: Ö-Tonbeschleunigung Injektion

5. Ösophagustonverlängerung

Auf die entsprechenden Silben wie /a/ oder /pa/ (Verschlusslautinjektion) werden zunächst in einer LHP und dann auf mehrere Abläufe hintereinander verlängerte Ruktustöne realisiert.

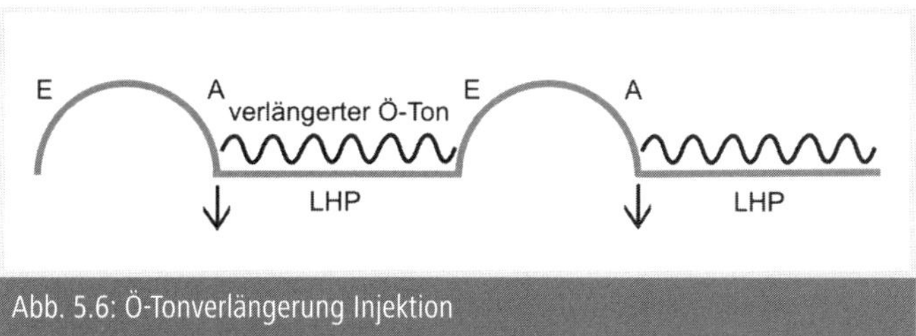

Abb. 5.6: Ö-Tonverlängerung Injektion

Allgemeiner Hinweis ***Verschlusslautinjektion****: Hierfür ist eine sehr gute Artikulation notwendig. Der Patient sollte ein „Schaukeln der Luft" im Mundraum zum schnellen Ergänzen der Luft per Ölau beherrschen. Diese Methode hat ihre Grenzen beim Sprechen von Lautmaterial ohne Plosive.*

- **Inhalationsmethode**

1. Ölau auf Silben- und Wortebene

(Die sich im Folgenden wiederholenden Ausführungen zur Methode sind aus Gründen der Vollständigkeit und zu Nachschlagezwecken beabsichtigt.)

Zunächst wird bei jeder Ölau nur eine Silbe gesprochen. Es werden die Laute genutzt, die vom Patienten leichter produziert werden können.

Beispiel Inhalation
Silbenebene: /ap/, /at/, /ak/; /op/, /ot/, /ok/, evtl. auch mit /it/, /ik/; /et/, /ek/; /ut/, uk/ etc., wobei diese Vokale das Ansatzrohr verengen und eine andere „schwierigere" Schwingung des PE-Segments voraussetzen.
Wortebene: Ast, Abt, Amt; Eck, es, er; im, ihr, ich, ist; Ost, ob, Obst; Ulk, und, um

In dieser Phase können bereits sinntragende einsilbige Wörter eingesetzt werden, die der Patient im Alltag schon anwenden kann, wie z.B. Tag, Tschö, ja, nein, nicht. Atemgeräusche müssen zu dieser Phase noch nicht speziell korrigiert werden, wenn der

Patient auf den Hinweis, die Anstrengung zu verringern und „leise“ und „sprudelnd“ zu sprechen gut anspricht. Manchmal sind für Patienten Wörter leichter zu sprechen als „sinnlose“ ungewohnte Silben, die ihnen ungewohnt sind (Hemmung). Gesten und intentionale Vorstellungen erleichtern den richtigen Spannungsaufbau. Methoden aus den Bereichen Tonus, Atmung, Artikulation bilden die Voraussetzung für eine erfolgreiche Stabilisierung und müssen als Hilfen in dieser Phase wiederholt und aufgegriffen werden.

2. Einsatz allgemeiner und spezieller Hilfen zu Ölau und Ölab (5.8.4)

Die Hilfen sind ähnlich wie bei der methodenunabhängigen Anbahnungsphase eher auf allgemeine Fragestellungen wie ungenügende oder forcierte Atmung, erhöhter Körpertonus, fehlerhafte Haltung speziell im Kopfbereich oder orofaziale Verspannungen zurückzuführen. Fehlerhafte Vorstellungen des Gesamtablaufes („Luft muss von außen aufgenommen werden“, Nachfrage) können die Zusammenschaltung der Funktionen verhindern. Die Bedeutung einer guten Artikulation zeigt sich gerade bei der Injektionsmethode, weil ein gutes Pseudoflüstern (5.7) die Ölau optimiert. Die Erarbeitung spezifischer Hilfen bedarf der guten Interaktion zwischen dem Patienten und der Therapeutin (Erfragen, Beobachtungen mitteilen, Körperwahrnehmung in Eigen- und Fremdaspekt präzisieren). Zu viele Hilfen verwirren den Patienten. Geduldige Wiederholungen mit Entspannungspausen entlasten den Arbeitsprozess. Das modellhafte Vorgeben (Video, andere Patienten, Gruppe) durch den Therapeuten ist sehr hilfreich.

3. Koordination von Atmung und Sprechablauf (Lufthaltepause)

Obwohl kein direkter Zusammenhang mehr zwischen Tracheostomaatmung und Phonation besteht (bleibende anatomische Trennung von Luft- und Speiseröhre), ist es notwendig, ungünstige Beeinflussungen der Tongebung durch die Atmung zu verhindern (Atemgeräusche, Hochatmung). Grundsätzlich besteht die Tendenz, während der Phonation auszuatmen (normale Ausatmung vor der Erkrankung). Für die Inhalationsmethode hat sich als Zeitpunkt der Ölau die Einatmungsphase erwiesen. Dabei wird synchron mit der Einatmung durch den aufgebauten intrathorakalen Unterdruck ein Sog hervorgerufen und die Speiseröhre geweitet. Dies führt zum Aufbau der günstigsten Druckverhältnisse. In der Phonationsphase (Ölab) wird dann zur Vermeidung von störenden Atemgeräuschen die Atemluft angehalten. Es ergibt sich die sogenannte Lufthaltepause (= LHP).

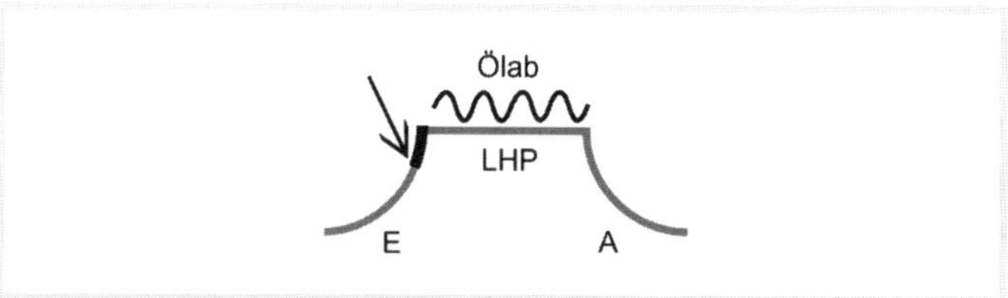

Abb. 5.7: Atemablauf Inhalation

Wie wird die LHP erarbeitet?

Erarbeitung der Lufthaltepause (= LHP)

a. Erspüren von Atemräumen und Atemrhythmus
b. Begleitung des Ablaufs der LHP mit einer Skizze und gleichzeitiges Spüren des Luftanhaltens am Tracheostoma (Papier, Hand, Feder), zunächst nur wenige Sekunden
c. Wiederholung mehrerer Abläufe
d. Integration von Ölau und Ölab in die LHP
e. Individuelle Verlängerung der LHP: mit den Fingern mitzählen. **Vorsicht**: nicht so lange wie möglich!, ca. 3-5 Sekunden, individuell sehr unterschiedlich (individuelle Atemsituation)

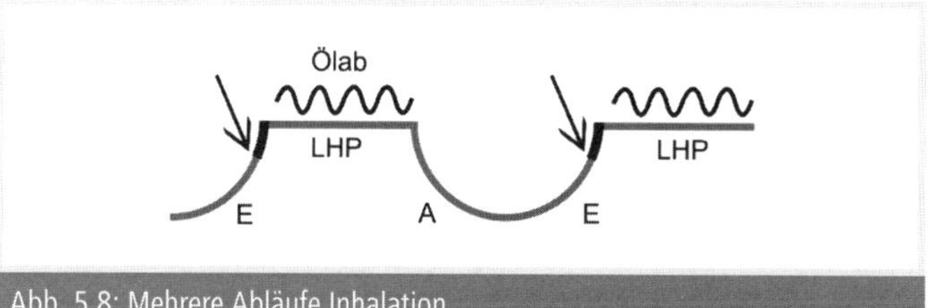

Abb. 5.8: Mehrere Abläufe Inhalation

Fazit: *Die Anwendung der Lufthaltepause erlaubt ökonomischen Spannungsaufbau für die Phonation und Vermeidung von Atemgeräuschen. Sie sollte jedoch nicht „sklavisch" vermittelt und angewendet werden, weil in der Realität des spontanen Sprechens auch Abweichungen vom Atemrhythmus möglich sind. In der ersten Zeit des Lernens schafft sie jedoch ein gutes Bewusstsein für die Stimmgebung und ermöglicht eine ruhige, ausgeglichene Atemführung.*

4. Ösophagustonbeschleunigung

Kann der Patient die LHP relativ konsequent einsetzen und die Ölau ist zuverlässig verfügbar, können mehrere Ösophagustöne (Ölab, Rukti) in schneller Folge auf eine verlängerte LHP trainiert werden.

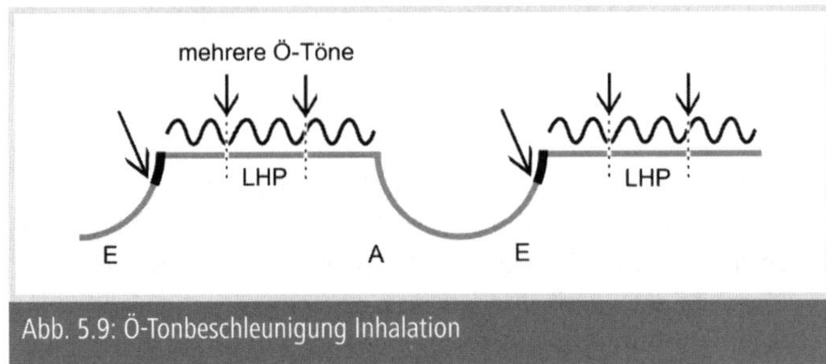

Abb. 5.9: Ö-Tonbeschleunigung Inhalation

5. Ösophagustonverlängerung

In einer LHP werden auf die entsprechenden Silben wie /a/ (verlängert) und dann auf mehrere Abläufe hintereinander verlängerte Ruktustöne realisiert.

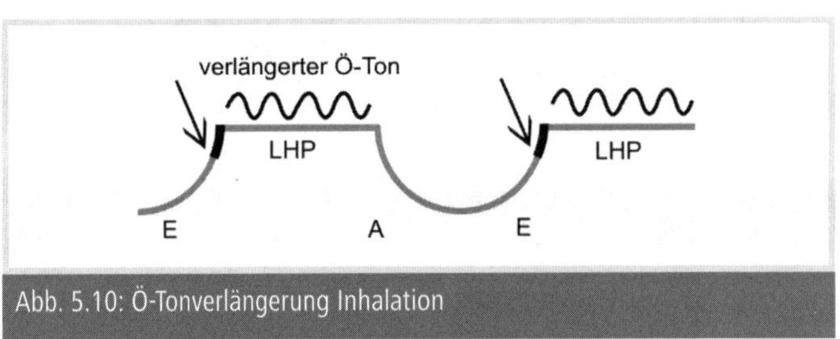

Abb. 5.10: Ö-Tonverlängerung Inhalation

*Allgemeiner Hinweis **Inhalationsmethode**: Diese ist schwerer dosierbar. Eventuell ist die Stimme etwas lauter (größere Luftmenge bei Ölau). Einsaugen und Gähnen sind unbedingt notwendig. Sie ist nicht stark beschleunigungsfähig.*

5.8.7 Koordination von Artikulation und Phonation (Ölab)

Die Ursachen für eine undeutliche Artikulation und damit verbundene Verständlichkeitseinschränkung sind unterschiedlich. Schon vor der Operation kann der Patient sehr schlecht artikuliert haben. Durch eine schlechte zahnprothetische Versorgung, Zungenteilresektionen oder Schwellungen im Gesichtsbereich kann die Artikulation beeinträchtigt sein. Im schlimmsten Fall kann bei Resektionen des Gaumensegels zusätzlich die Resonanzbildung im Sinne eines offenen Näselns erschwert sein.
Durch das veränderte Sprechen mit der Speiseröhrenstimme in der Ölab muss natürlich auch ein Bewusstsein für den Beginn der Tongebung und der Artikulation entwickelt werden.

Methodik

- Mundmotorische Übungen
- s.a. Pseudoflüstern (5.7)
- Verdeutlichung der Lautbildung über Querschnittsbilder der AK-Organe, Spiegel- und auditives Feedback, Beschreibung Konsonantenbildung, Tonschwingung mit Bild einer „Rutsche"
- Sinnlose Silben (Plosive und Vokale bei Injektion und Inhalation; Plosive und Plosive in Konsonantenverbindung bei Verschlusslautinjektion) bis Spontansprache
- Differenzierung zwischen stimmhaft und stimmlos, z.B. Taube – Daube
- Verbesserung der Deutlichkeit der Frikative
- Nasale und Liquide (Lockerheit, Resonanzbildung)

Diese Detailarbeit kann zu Beginn eine Überforderung sein und wird von manchen, auch guten Sprechern nicht in Anspruch genommen. Es sollten Visualisierung oder lautunterstützende Bewegungen (Dyslalietherapie) mit einbezogen werden.

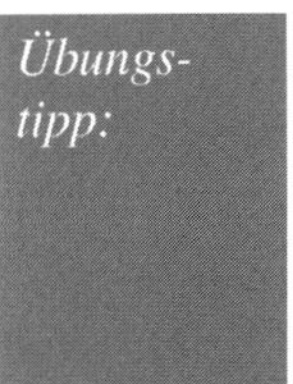

*Das **„Zahlenlotto"** (Patient sagt verdeckt Lottozahlen an, Logopädin oder Angehörige müssen sie aufschreiben) mit deutlicher Ansage steigert die Intention und es können Angehörige mit einbezogen werden. Auch Telefongespräche erfordern eine präzisere Artikulation (intentionale Hilfe).*

5.8.8 Erweiterung der Äußerungslänge

Über die Methoden der Ösophagustonbeschleunigung und -verlängerung werden längere Äußerungen ermöglicht und in der Stimm- und Sprechqualität verbessert.

■ Ösophagustonbeschleunigung

Inhalation und Injektion: ap-ap; ein-Ast; es-ist-acht-Uhr-abends; Alltagsredewendungen

Verschlusslautinjektion: pa-pa; Pa-ket; Gu-ten-Tag; Paul-parkt-plötz-lich; Alltagsredewendungen

Die LHP muss atemrhythmisch, methodenabhängig und in Sinneinheiten eingeteilt und mitgeübt werden.
Beispiel Inhalation: Es-ist- **LHP**-alles- **LHP**- in-bester- **LHP**-Ordnung. Bei der Injektionsmethode zu Beginn eher Wortanfänge mit Konsonanten auswählen.

■ Ösophagustonverlängerung

Ist das Sprechen von mehrsilbigen Wörtern und Sätzen möglich, wird versucht den Ösophaguston zu verlängern, d.h. eine Ölau für mehrere Silben zu nutzen. Die Dehnung des Phonationstones wird durch das vorhergehende Training der wiederholten Ölau, die allgemeine Verbesserung der Lockerheit des Ansatzrohres und PE-Segments ermöglicht.

Grundprinzip: Generell muss bei der Verlängerung der Ölau eine größere Luftmenge aufgenommen werden und bei Ölab dosiert länger durch kontrollierte Zwerchfellbewegung abgegeben werden.

Methoden

- Minimalpaare mit kurzen und langen Vokalen, z.B.: Beet-Bett; Ass-Aas
- Vokalverschleifungen, z.B.: aaee; ooaa; paapee usw.
- Betonung der zweiten Silbe in Wörtern, z.B.: Aus-**lauf**; Un-**fall**
- Hinzufügen von Artikeln zu Nomen, z.B.: Paket – das Paket; Komposita, z.B.: gerecht – gerechter – Gerechtigkeit

Hilfen zur Ö-Tonverlängerung

Generell ist bei der Verlängerung des Ösophagustones die Lockerheit und Weite des Ansatzrohres zu fördern (Kiefer ausstreichen, gähnen, große Luftkugel aufnehmen, Fischmaul, Lippen nach vorne stülpen usw.) und die Zwerchfellaufwärtsbewegung mit ziehenden und schiebenden Bewegungen der Arme oder Hände (Tablett, Bali-Gerät, Kaugummi aus dem Mund herausziehen) zu unterstützen.

5.8.9 Verbesserung der Prosodie

Die prosodischen Elemente wie Stimmklang, Sprechrhythmus, Lautstärke und Modulation geben dem Sprechen erst Lebendigkeit und persönliche Färbung. Sie zeigen die Gefühle. Auch die Ösophagusstimme kann dies in begrenzterem Maße und nach langem konsequenten Üben und Sprechen. Je mehr der Patient mit seiner Umwelt kommuniziert und seine Stimme akzeptiert hat, umso mehr erreicht er schließlich durch Üben prosodischer Elemente eine natürlichere Stimmgebung. An dieser Stelle kann über Video- (zusätzlich Mimik und Gestik, Mundbild beobachtbar) und Audiofeedback die Eigenwahrnehmung der Stimme verbessert werden. Dieses Feedback ist nicht bei allen Patienten möglich und sollte gut vorbereitet sein.

Ausgewählte Methoden zu den einzelnen Bereichen

- **Stimmklang**: Wort- und Satzmaterial mit unterschiedlichen Vokalen und Konsonantenvorgaben (z.B.: Ottos Mops trotzt, Barbara saß nah am Abhang)
- **Rhythmus**: Tonlänge: Wörter und Sätze mit langen und kurzen Vokalen, z.B.: Der Ofen ist heiß – Das Geschäft ist offen; kurze Texte mit den Zielitems; Gedichte; kurze Interviewstatements
- **Sprechtempo**: Üben mit Texten oder Spontansprache; dabei Tonband- oder direktes Feedback geben; persönliche Ansprüche und Sprechgewohnheiten diskutieren
- **Lautstärke** (erreichbar ist eine angehobene Sprechlautstärke von 70-80 dB): 2 Wörter sprechen: 1. Wort leise/normal, zweites Wort laut: Komm-**Komm**!; zweite Silbe eines Wortes laut sprechen; in einem Satz etwas herausheben durch Lautstärke; Abstufung von drei Wörtern oder innerhalb eines Satzes, ein Wort lauter werden lassen; über Störlärm sprechen, Raumentfernung und Gestik und Mimik ausnutzen; mit „Schalltrichter“ der Hände sprechen, Druckaufbau mit Fingern/Handfläche am Hals am PE-Segment, **Vorsicht**: bei Verkrampfung Vokalartikulation verbessern!
- **Modulation** (max. 1 Oktave): Fragesätze, Aussagesätze, „Treppensteigen“ der Sprechmelodie, um Wörter oder Äußerungen anzuheben, Kopfhaltung verändern; Ösophagustonverlängerung unterstützt Modulationsfähigkeit, intentionale Äußerungen mit Mimik und Gestik verbessern

Erarbeitungsfragen/Lerntipps zu 5.8:

1. Erklären Sie patientengerecht das Funktionsprinzip der Ö-Stimme und erläutern Sie dabei die Methoden der Ösophagusluftaufnahme!
2. Beschreiben Sie die Funktion und Lage des stimmgebenden PE-Segments!
3. Nennen Sie die Therapieschritte bei der Ö-Stimmerarbeitung!
4. Erklären Sie den Begriff Ösophagusdruck! Wie wird der Ösophagusdruck erniedrigt?
5. Ein Patient hat zu viel Luft in der Speiseröhre. Er berichtet über ein unangenehmes Gefühl und Blähungen. Er zieht bei erkennbarer Einatmungstendenz mit geöffnetem Mund Luft in die Speiseröhre. Mit welcher Methode funktioniert seine Ölau? Wie wird sein Ösophagusdruck sein? Welche Hilfen würden Sie bei der Ölau geben?
6. Um welche Methode der Ölau handelt es sich, wenn man beim Patienten ein Zungenpumpgeräusch bei geschlossenem Mund beobachten kann?
7. Warum ist Schlucken keine zur Ölau effektiv nutzbare Methode?
8. Was ist das Ziel der Lufthaltepause (LHP)? Wie wird diese erarbeitet?
9. Wann macht der Patient die Ölau bei der Injektionsmethode?
10. Zeichnen Sie das Ablaufschema zur Inhalationsmethode!
11. Welche Methode der Ölau wendet ein Patient an, der ein deutlich paralleles Einatmen, einen offenen Mund und leicht hängenden Unterkiefer bei Ölau zeigt?
12. Warum ist nur bei der Ölau die Unterscheidung in verschiedene Methoden von Bedeutung?
13. Welches Lernziel verfolgt die methodenunabhängige Anbahnungsphase der Ö-Stimmerarbeitung?
14. Wann beginnt die Stabilisierungsphase der Ö-Tonproduktion?
15. Nennen Sie den grundsätzlichen Ablauf der Stabilisierungsphase!
16. Nennen Sie zweisilbige Wörter, mit denen Sie an der Inhalationsmethode arbeiten können? Begründen Sie Ihre Entscheidung!
17. Zeichnen Sie ein Ablaufschema für die Ösophagustonbeschleunigung bei der Injektionsmethode!
18. Nennen Sie Hilfen zur Ösophagustonverlängerung!
19. Zeichnen Sie für das Beispiel „**Pa-ke-te ge-ben Sie bi-tte hier ab**“ ein passendes LHP-Schema! Für welche Methode der Ölau wäre dieses Beispiel geeignet?

20. Wodurch erreichen Sie Sicherheit bei der Beobachtung der Methoden der Ölau?

„Sichtbare Hinweise" (visuell, auditiv, taktil, subjektive Wahrnehmung des Patienten) zur Differenzierung der Methoden lassen sich mit der Tabelle 5.2 identifizieren. Die Tabelle sollte wie ein Beobachtungsbogen genutzt werden. Beobachten Sie als Anfänger Sprecher anhand von Videos (z.B. IRL DVD Kompendium 2005) oder live und kreuzen Sie die beobachteten Funktionen wie z.B. geöffneter Kiefer bei Inhalation an. Mischformen sind möglich, erkennen Sie den Schwerpunkt. Im Unterricht empfiehlt es sich als Hospitationsmöglichkeit, auch einige Vertreter einer ortsnahen Selbsthilfegruppe zum Gespräch mit den Studierenden einzuladen. Auch bei den eigenen Versuchen die Ö-Stimme zu erlernen, können anhand dieser Beobachtungen eine gute Wahrnehmung und eine Korrektur individueller Probleme erfolgen. Lotter et al. (2001) haben ein problemorientiertes Handbuch zur Vertiefung dieser Arbeit mit der Ö-Stimme veröffentlicht.

5.9 Shunt-Ventil-Stimme

5.9.1 Funktionsprinzip

Das Sprechen mit dem Shunt-Ventil oder der chirurgisch angelegten „Neoglottis“ (= körpereigener Shunt, s. 2.2.2) beruht wie die Ösophagusersatzstimme (5.8) auch auf der tongebenden Funktion des PE-Segmentes, das aber jetzt durch die Lungenluft kontinuierlich in Schwingung versetzt werden kann (= tracheo-ösophageale Stimmgebung). Die Methoden der logopädischen Therapie können somit für das künstliche Shunt-Ventil und die operativ angelegten Fisteln ohne Ventil in diesem Kapitel zusammen beschrieben werden. Bei Anlage eines Shunt-Ventils wird entweder direkt während der Laryngektomie-Operation (primäre Einlage) oder sekundär nach der Laryngektomie durch einen operativen Eingriff (Punktion mit Trokar) eine Verbindung zwischen der Luftröhre und der Speiseröhre angelegt, der sogenannte Shunt (Brown, Hilgers et al. 2003). In diese Verbindung wird ein aus Silikon-Kunststoff bestehendes Einwegeventil eingesetzt, das die Luft nur in Richtung Ösophagus zum PE-Segment (Musculus cricopharyngeus und umgebende Schleimhautsegmente, s. 5.8.2) umleiten kann. Wird das Tracheostoma mit dem Finger (digital) oder einem speziellen Tracheostomaventil verschlossen, öffnet sich das Shunt-Ventil und lässt die Luft zum stimmgebenden **PE-Segment** strömen. Dort entsteht der Primärklang, der durch die Artikulationsorgane und Resonanzräume zum Sprachlaut geformt wird. Beim Schlucken (Atemstopp) oder Einatmen ist das Shunt-Ventil geschlossen. Zu diesem Zweck ist auf der Seite der Speiseröhre ein „Dach“ (Kragen) vor dem Ventil angebracht, so dass ein Verschlucken (Aspiration) von Nahrung nicht möglich ist. Das Sprechen mit dem Shunt-Ventil nutzt also auch einen Ösophaguston (Ruktus) am oberen Speiseröhreneingang. Die Stimmgebung beim Shunt-Ventil-Sprechen wird somit als tracheo-ösophageale Stimmgebung bezeichnet. Die Umlenkung der Lungenluft ermöglicht dem Patienten mit Shunt-Ventil deutlich längere Sprechphrasen und sogar das Spielen von Blasinstrumenten oder Pusten. Die Nutzung des Luftreservoirs der Lunge erlaubt insgesamt betrachtet ein flüssigeres und lauteres Sprechen als bei der Ö-Stimme. Der Patient kann in den meisten Fällen wesentlich schneller – etwa 10 Tage nach OP – seine neue Stimme einsetzen (Hilgers 1989). Seidner (2005) spricht davon, dass heutzutage 80% der neu laryngektomierten Patienten meist primär mit Shunt-Ventil versorgt werden.

80% der Patienten nach LE primär mit Shunt-Ventil versorgt (Stand 2005)

Es wird in neuerer Zeit in den Niederlanden versucht, tongebende Elemente in das Shunt-Ventil einzuarbeiten, besonders um die Tonqualität und die Frequenz zu optimieren (weibliche Stimmlage; siehe Koscielny 2005; Tack, Schutte et al. 2004; Torn 2006). Diese Versuche sind technisch als noch in der Entwicklungsphase zu betrachten.

Beachte: *Die ebenfalls benutzte Bezeichnung „Stimmprothese" oder „Stimmventilprothese" führt zu der falschen Annahme, dass eine Tonproduktion im eingesetzten Ventil erfolgt. Das Ventil hat jedoch keine Funktion wie eine Prothese, d.h. ein Ersatzorgan oder -körperteil, sondern dient lediglich der Umlenkung der Exspirationsluft.*

falsch: Stimmprothese!

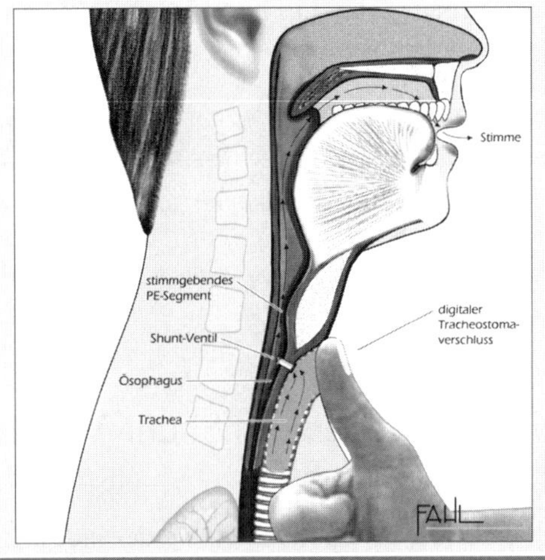

Abb. 5.11.1: Shunt-Ventil (Tracheo-ösophageale Stimmgebung, digitaler Verschluss)

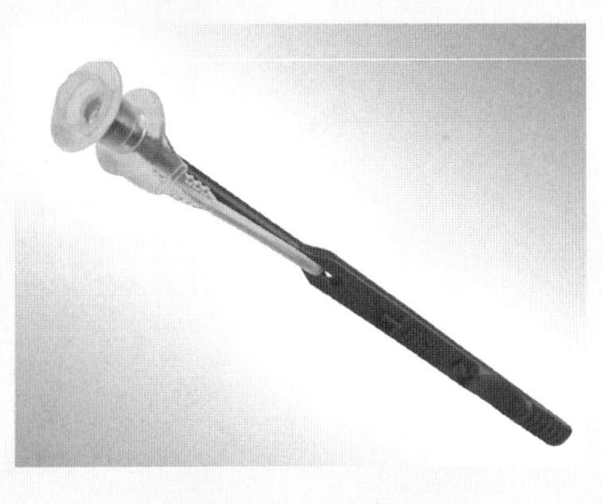

Abb. 5.11.2: Detailansicht Shunt-Ventil mit Einführgerät (Fahl Medizintechnik)

Shunt-Ventil-Stimmleistungswerte

- Tonhaltedauer: 7 Sek. und mehr
- Lautstärke: ca. 70 dB
- Frequenz: 50-80 Hz
- Sprechtempo: ca. 160 W./Min., normal
- Stimmumfang: ca. 1 Oktave
- Luftverbrauch: variabel, Lungenluft
- Gesamtverständlichkeit im PLTT ca. 80%

Zum entsprechenden Verständnis der anatomisch-funktionellen Gegebenheiten ist es sinnvoll, sich die Lehrvideos oder DVD-Materialien der entsprechenden Produkthersteller der Shunt-Ventile anzuschauen oder sogar bei einer Laryngektomie mit Anlage der Punktion zu hospitieren. Generell ist für die Logopädin die Zusammenarbeit mit den operierenden HNO-Ärzten und den medizinischen Produktbetreuern (s. Adressen im Anhang 7.4) von entscheidender Bedeutung. Ohne ein versiertes Ärzte-Team mit profunder Kenntnis des Managements und guter ambulanter Nachversorgung der Patienten erzeugt der eingesetzte „Fremdkörper" mehr Probleme für den Patienten und dessen Angehörige als bei reiner Ösophagusstimmgebung. Caspers (1998) und Neumann, Schultz-Coulon (2000) sehen die Versorgung mit Shunt-Ventil aber als risikoarme Methode bei gut behebbaren Komplikationen. Es kann von Erfolgsraten von 85-95% ausgegangen werden (Mc Ewan 1996 in Caspers 1998). Die detaillierte Darstellung der möglichen Probleme und deren Behebung ist nicht Aufgabe dieses Buches. Dieses Wissen sollte in guter Zusammenarbeit mit den Ärzten der jeweiligen Arbeitsstelle, in Fortbildungen und durch vertiefte Fachlektüre erworben werden.

Zusammenfassung:

Durch Umlenkung der Lungenluft zum Ösophagus mittels eines Einwegeventils wird bei der Ausatmung am PE-Segment der Grundton der Stimme des Shunt-Ventil-Sprechers erzeugt und im Ansatzrohr artikulatorisch ausgeformt.

5.9.2 Verschiedene Arten des Shunt-Ventils und deren Handhabung

Seit Beginn der 80er-Jahre des 20. Jahrhunderts werden industriell hergestellte Einweg-Silikonventile (Shunt-Ventile) von verschiedenen Herstellern und klinisch tätigen Operateuren mit deutlichem Erfolg zur Stimmrehabilitation kehlkopfloser Patienten in primärer Einlage eingesetzt. Bereits 1874 berichtet Gussenbauer über die Anlage eines sogenannten „künstlichen Kehlkopfes". Weder die Anlage spezieller Kanülen noch die operativ angelegten körpereigenen Shunts (z.B. Stimmfisteln nach Staffieri oder Amatsu oder Verfahren mit Gewebeverlagerung [Transplantaten], siehe Schiefer, Hagen 2000; Koscielny 2005; Gross in Böhme 2006) in der Entwicklungsphase seit etwa 1950 konnten zunächst eine befriedigende Lösung bereitstellen, da Aspiration als Hauptproblem oder der Verschluss des Shunts nicht verhindert werden konnten. Die seit Anfang der 90er-Jahre in Bezug auf Funktion und Komplikationsrate (Neumann, Schultz-Coulon 2000) verbesserte Prothesentechnik ermöglicht jetzt bei optimalem Strömungswiderstand des Ventils für die zum Sprechen ausgeatmete Luft eine hervorragende Stimmproduktion. Schultz-Coulon (pers. Gespräch mit dem Autor) und Hagen (2005) betrachten die Anlage einer Neoglottis (z.B. durch Transplantation eines Unterarmlappens) neben der primären Versorgung mit Shunt-Ventilen als hochwertigen und praktikablen Weg der stimmrehabilitativen Erstversorgung nach Laryngektomie.

Die verschiedenen Shunt-Ventil-Arten können nicht im Detail beschrieben werden. Es zeigt sich im deutschsprachigen Raum ein bevorzugter Einsatz der Provox-Prothese nach Hilgers und Schouwenburg und der Blom-Singer-Prothese. Bei der Provox-Prothese wird von einer durchschnittlichen Verweildauer von ca. 100 Tagen ausgegangen. Die verschiedenen Ausführungen von Shunt-Ventilen haben alle zwei Aufgaben:

durchschnittliche Verweildauer eines Shunt-Ventils = 100 Tage

- Aufrechterhaltung des operativ angelegten Shunts
- Verhinderung der trachealen Aspiration von Flüssigkeit und fester Nahrung
- Umlenkung der Lungenluft durch das Ventil beim Ausatmen in Richtung Ösophagus

Das Shunt-Ventil ist ein kurzer Tubus von unterschiedlicher Länge (4-36 mm) aus medizinisch-hygienisch sicherem Material (meist Silikon) und üblichem Durchmesser von 7 mm (Angabe in French 20). Beide Enden sind mit Halteflanschen versorgt, die für den Halt im Zwischenraum zwischen Speiseröhrenvorderwand und Luftröhrenhinterwand zuständig sind. Die Anpassung der tracheoösophagealen Wanddicke an die individuellen Erfordernisse des Patienten in Bezug auf die Länge des Ventils wird vom Operateur betreut. Durch Schwellungen kann postoperativ der Sitz noch mangelhaft sein und eine Nachanpassung erforderlich machen. Die Strömungswiderstände differieren bei den verschiedenen heute genutzten Ventilarten nur sehr gering (Glunz, Schmitz 1996). Die Shunt-Ventile sind fast immer **Verweilprothesen** (Indwelling voice prothesis, vom Arzt zu wechseln). Die Reinigung des Ventils, die möglichst selten mit den entsprechenden Reinigungsbürstchen durchgeführt werden sollte (Abnutzung!), erfolgt bei den Verweilprothesen meist vorne über das Tracheostoma.

Ventiltyp	Provox 1 und 2, Provox ActiValve	Blom-Singer
Mechanismus	Einwegklappe	Eingwegklappe
Wechsel	Verweilventil, Front-Loading-Wechsel	Verweilventil, Front-Loading-Wechsel
Zubehör	Reinigungsbürsten, Absaugkatheter, Spülpipetten, Aspirationsschutz, Tracheostomaventilversorgung	

Tab. 5.4: Vergleich häufig verwendeter Shunt-Ventile und Zubehör

Diese in Tabelle 5.4 angegebenen hauptsächlich verwendeten Ventile sind auf verschiedenste Arten mit Tracheostomaventilen und HME-Filtern zu versorgen (vertiefende Infos in Rößler, Schüle 2002).

5.9.3 Stimulation erster Phonation

Bereits im Krankenhaus wird – am besten während eines **gemeinsam durchgeführten Termins von Logopädin und dem betreuenden HNO-Arzt** im ärztlichen Behandlungszimmer der Station – der erste Versuch unternommen, den Patienten mit dem Shunt-Ventil sprechen zu lassen. Dies wird in der Regel nach Ziehen der Nährsonde etwa 10-14 Tage nach Laryngektomie oder Punktion bei sekundärer Shunt-Ventil-Einlage erfolgen. Im Arztzimmer können der Sitz und die Durchlässigkeit des Ventils oder postoperative Schwellungen am besten überprüft und gegebenenfalls Abhilfe bei verstopftem Ventil z.B. mit „Durchpusten" per Luftdruck geschaffen werden. Oft ist bei diesem Versuch aufgrund der o.a. Komplikationen noch kein konstantes „Stimmerfolgserlebnis" erreichbar.
Bei diesem **ersten Versuch** verschließt der Arzt oder die Logopädin das Tracheostoma mit dem Daumen (übergezogener Latexhandschuh, wichtig: kein Zu**drücken**, sondern Zu**halten**!! des Tracheostomas). Die Tongebung sollte auf einem lang gezogenen /ha/, /ho/ oder /he/ erfolgen. Der Aspirationslaut /h/ stellt den besten Anblasedruck zum Öffnen des Einwegeventils zur Verfügung. Der Patient muss auf eine ruhige, leichte und gleichmäßige Atemführung hingewiesen werden. Es kann helfen, als Therapeut oder Arzt ein leises verlängertes Knarren mit der eigenen Stimme auf /he/ bzw. /ha/ vorzumachen, weil der geringe Luftdruck so nachvollziehbar wird. Bei starker Verstopfung ermöglicht ein Ausstoßen der Luft, wie bei einem kurzen Lachen auf /ha/, die Luftlenkung durch das Ventil freizugeben. Das Reihensprechen z.B. von Zahlen, Wochentagen, Monatsnamen kann eventuell einfacher sein als die ungewohnte Tonbildung auf verlängertem /ha/ und lässt auch die Länge der Äußerung gut registrieren. Kleine Floskeln („Hallo Sie", „Komm mal her", „Lass das doch!") vermitteln erste Erfolgserlebnisse und betonen direkt den Transfer, der in der Auswahl des Übungsmaterials (Gespräch und Alltagssituation) immer so schnell wie möglich angeregt werden sollte. Wenn die Stimme nicht einsetzt, kann der Patient auch aufgefordert werden zu rufen. Ein starker Luftdruck bringt dann den Ton hervor, so dass der Patient ein Gefühl für die Entstehungsstelle des Speiseröhrentones entwickeln kann. Lautes Lachen auf /ha/ kann das Ventil initial „frei pusten" und erste Töne entstehen lassen. Die Verbesserung des Sprechens mit dem Shunt-Ventil ist von der Vermeidung zu starken Anblasedrucks bei Tongebung, dem Abbau von Hypertonus der Muskulatur im Hals-Nackenbereich und der genauen Information des Patienten zur Funktionsweise des Ventils abhängig.
Bezogen auf das Sprechen mit dem Shunt-Ventil betonen Motzko et al. (2004) daher die besondere Bedeutung der ersten Therapiestunde (s. 5.1.5), damit der Patient gerade bei Fragestellungen

wie z.B. zur Ventilhandhabung, Tonbildung oder zu funktionell-anatomischen Veränderungen erste wichtige Hinweise erhält. Insgesamt hat der Patient einen großen Erwartungsdruck an diese ersten Stimmversuche. Durch eine angenehme Arbeitsatmosphäre und differenzierte Beratung sollte dieser von Beginn an reduziert werden und eine realistische Erwartung des Lernprozesses angestrebt werden.
Kehlkopflose Frauen erleben zu Beginn die stark vertiefte Stimme als sehr auffällig. Emotionale Reaktionen wie Trauer über den Verlust der gewohnten Stimme oder Schwierigkeiten mit der Akzeptanz des neuen Stimmklangs sind feinfühlig zu behandeln.

5.9.4 Tracheostomaverschluss

Der Patient sollte so schnell wie möglich zum selbstständigen Verschluss des Tracheostomas angeleitet werden. Dieses muss so verschlossen werden, dass keine Nebengeräusche hörbar werden. Dies ist am besten mit dem Daumen oder Mittelfinger der **nicht-dominanten** Hand möglich. Mithilfe eines Spiegels und angepasster Ausrichtung und Druck des Fingers entwickelt der Patient ein Gefühl für den Verschluss. Der Patient sollte das Tracheostoma nicht mit starkem Fingerdruck verschließen („zudrücken"), **sondern die Vorstellung nutzen, sich mit dem Stoma gegen den Finger „anzulehnen"**! Zu viel Druck behindert den ösophagealen Luftstrom, weil das Ventil gegen die Ösophaguswand gedrückt wird! Erklären Sie dem Patienten die Funktionsweise der Stimmgebung und vermitteln Sie die Vorstellung eines leichten Ausströmens der Luft in den Mund. Dies hilft übermäßige Anstrengung abzubauen. Das stimmliche Modell eines leisen knarrenden Tons auf /he/ oder /ha/ seitens des Therapeuten kann den geringen Druck verdeutlichen (auch Hauchen, Seufzen). Der Patient sollte möglichst früh mit beiden Händen das Stoma verschließen können, damit er bei anfallenden Tätigkeiten (telefonieren, schreiben) nicht eingeschränkt ist. Es sollte darauf geachtet werden, dass der Patient den Arm und die Hand nicht verkrampft, sondern locker an den Oberkörper anlegt. Durch Absetzen der Hand und Verschließen des Stomas nach jeder Äußerung wird der Verschluss automatisiert.
Bei einem zu kleinen Finger oder zu großem Tracheostoma kann vorübergehend mithilfe eines kleinen Tischtennisballs, Überraschungseis, Teelöffels, Sektkorkens etc. verschlossen werden. Auch die anderen (kleineren) Finger sind bei vertieft sitzendem Tracheostoma zum Verschluss geeignet. Ein um den Finger gewickeltes Gazetuch (Mull von Verbänden) vergrößert die Fläche zum Verschluss. Eventuell müssen mit Stomabuttons oder Stomafiltersystemen sowie epithetischen Anpassungen (Körper-

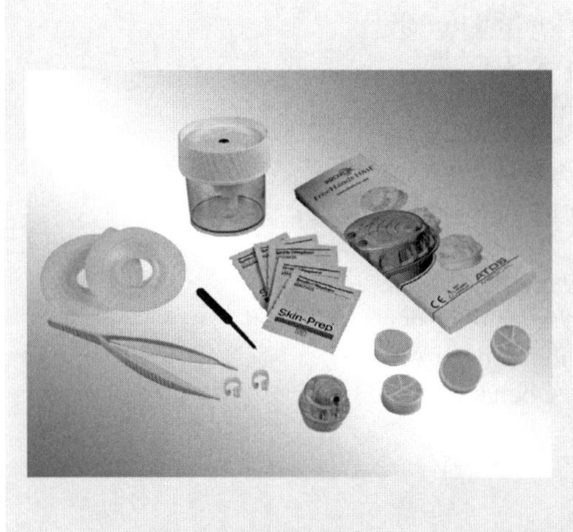

Abb. 5.12.1: Tracheostomafilter, -ventil, System Freehands (Fahl Medizintechnik)

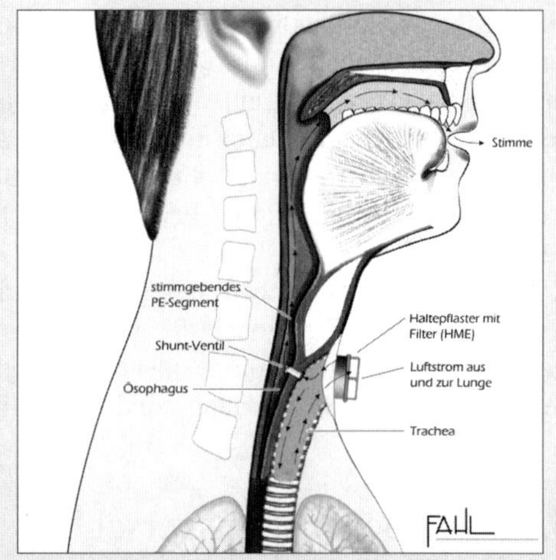

Abb. 5.12.2: Shunt-Ventil mit Tracheostomafilter HME

passstück) Lösungen erzielt werden (Kontakt zum medizinischen Produktberater suchen!).

Es gibt gut anpassbare Tracheostomafilter, die primär die Atemluft anfeuchten, erwärmen, filtern und den Atemwiderstand erhöhen, die aber gleichzeitig mit geringem Fingerdruck auf die Mitte des Filters das Stoma verschließen können. Ganz **ohne Fingerbenutzung** können Tracheostomaventile („Freehands" Abb. 5.12.1, s.a. 3.4.2) eingesetzt werden, die mit einem Klebering auf die Haut rund um das Tracheostoma aufgeklebt werden. Sie ermöglichen ein normales Atmen, öffnen sich bei einem Hustenstoß und verschließen sich bei einem definierten Ausatmungsdruck zur Stimmgebung. Oft ist die Anpassung eines solchen Ventils durch tief liegende, zu große oder ovale Halsöffnungen erschwert. Zudem können verstärkte Verschleimung zu Beginn oder schwierige Hautverhältnisse das Aufkleben des Ventils erschweren. Manche Patienten können mit dem eigenen Finger besser den Druck regulieren oder empfinden die Eigengeräusche der Ventile als störend.

Gesiebte Kanüle bei Shunt-Ventil notwendig!

Beachte: *Falls der Patient noch eine Kanüle tragen muss, muss diese Kanüle gesiebt sein, damit eine Luftumlenkung zum Shunt-Ventil möglich ist! Auch die Trachealkanüle ist mit einem Tracheostomaventil zum digitalen Verschluss oder Freihandsprechen (Freehands) kombinierbar.*

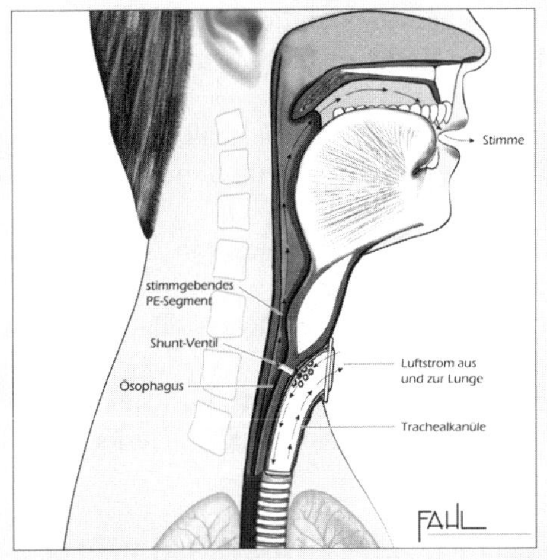

Abb. 5.13.1: Gesiebte Kanüle bei Shunt-Ventil (Fahl Medizintechnik)

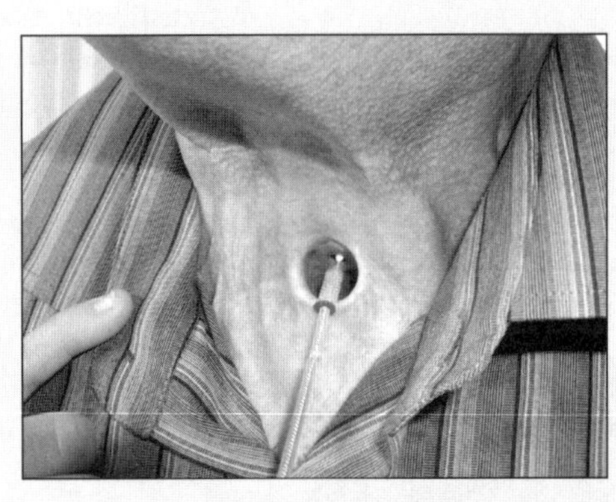

Abb. 5.13.2: Reinigung des Shunt-Ventils

Beachte: *Eine **Sprechkanüle** wird nicht bei kehlkopflosen Patienten eingesetzt, sondern z.B. nach Tumoroperationen bei Patienten mit noch erhaltenem Kehlkopf bzw. Kehlkopfreststrukturen oder bei Dysphagien (Ziel: Atmungsverbesserung, „Bronchialtoilette" z.B. für Absaugen, Abhusten).*

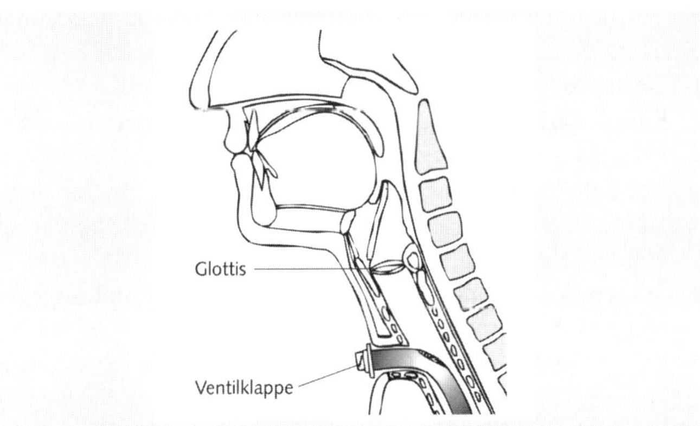

Abb. 5.14: Sprechkanüle

Für jeden Patienten sollte unter Berücksichtigung seiner Möglichkeiten zum Management der Pflege, des Handlings von Hilfsmitteln und seiner Atemwegssituation eine Versorgung erreicht werden, die ihn nicht überfordert. Idealmaßstab ist sicher das fingerfreie Sprechen mit einem optimierten Tracheostomaverschluss durch ein Freehands-Tracheostomaventil.

Möglichkeiten zur Tracheostomaabdichtung im Überblick (zuständig Arzt, Klinik, Medizintechnikfirmen)

- Digital (= mit dem Finger)
- Hilfsmittel (wie Sektkorken,Tischtennisball, etc.)
- Blom-Singer-Tracheostomaventil, einsetzbar in Aufklebepflaster
- Provox-Tracheostomaventil (Freehands von Atos Medical), einsetzbar in Pflaster
- Epithese (Körperplastik, nach Abdruckerstellung vom Tracheostoma)
- Silikonkanüle mit Haltemanschette (z.B. LaryTube)
- Selbsttragende Tracheostomaventile (ESKA-Hermann)

Epithetische Versorgung

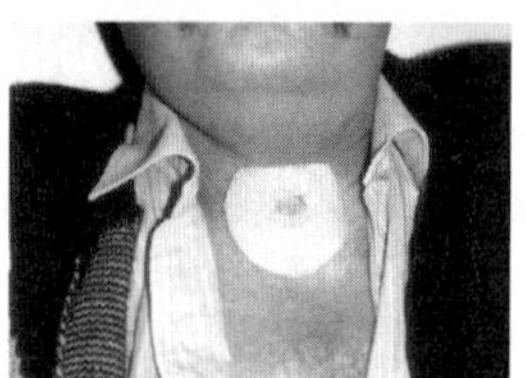

5.9.5 Regulierung des Anblasedrucks

Die veränderte Luftführung durch das Ventil erfordert vom Patienten die Regulierung des Anblasedrucks (= Ausatemflow). Es sollte nicht zu viel Kraft auf die Öffnung des Ventils verwendet werden und die Stimmgebung sollte weich und flüssig erfolgen.

Vorsicht: Häufig sprechen die Patienten auf Restluft!

Folgende Hilfen können methodisch eingesetzt werden

- Bewusstmachung des Atmungs-, Phonationsweges
- Vor der Phonation: Erst Entspannung, dann leichte Einatmung!
- Gehauchte Stimmeinsätze (z.B. mit /h/, /w/, /m/)
- Lange, kurze Wortinlaute (z.B. b**ie**ten versus b**i**tten)
- Flüstern
- Intention (sich mit der Stimme „einschmeicheln“ im Gegensatz zum lauten „Durchsetzen“; mit müder Stimme die Schäfchen vor dem Einschlafen zählen)
- Spüren der Spannung im Halsbereich durch Händeauflegen (Eigenwahrnehmung)
- Bauch-Flankenatmung (z.B. auf dem Stuhl auf den Sitzhöckern kreisen, Bauchdecke mit der Hand vibrieren [„Wackelpudding“], langer Luftweg wie „Wasserpfeife“)
- Tonusregulation, gesamtkörperlich und Schulter-Halsbereich

5.9.6 Koordination von Atem und Stimme

Wenn der Patient an kürzeren Phrasen (Name, Adresse, Geburtsdaten), Antworten auf Fragen, Floskeln aus kurzen Gesprächen („das mach ich schon“, „wie geht es?“, „ach so ja“, „jetzt nicht“, „wie bitte?“) oder kurzen Gedichten, einfachen Bildgeschichten arbeitet, muss er Tracheostomaverschluss, Anblasedruck, reflektorische Luftergänzung und Stimmeinsatz optimal vereinen und die erreichte Stimmqualität selbstverständlich auch im Dialog einsetzen können. Dazu werden die Arbeit an der reflektorischen Atemergänzung (hier durch schnelles Lösen des digitalen Tracheostomaverschlusses) und die kostoabdominale Atmung mit den in 5.3 angegebenen Methoden trainiert.

5.9.7 Verbesserung der Äußerungslänge und der Prosodie

- Tonverlängerung bei gedehntem /ha/, /ho/ usw., ebenfalls auf /m/, /w/, /n/, /l/, /w, /s/ usw.
- Reihensprechen wie Litanei (Monate, Wochentage, Zahlen)
- Gedichte rhythmisch und mit Pausen akzentuieren
- Betonung und Modulation: Lautstärke z.B.: bei Frage-, Antwortsätzen, Märchen, Fabeln, kleinen Gedichten (z.B. von Heinz Erhardt, Eugen Roth, Guggenmoos), Textarbeit mit Betonungszeichen vorher überlegen und einsetzen, Wortpaare und kleine Äußerungen mit unterschiedlicher Betonung z.B. „Wo geht es heute hin?“, „Wo geht es heute hin?“

5.9.8 Typische Schwierigkeiten und Hilfen

Durch unsachgemäßen Umgang mit dem Shunt-Ventil oder individuelle Bedingungen können Probleme auftreten, die im Folgenden genannt werden. Nur in enger Koordination mit der Klinik und der medizinischen Hilfsmittelfirma können diese behoben werden. Eine ortsnahe Betreuung des Patienten durch die Klinik bzw. den HNO-Arzt ist bei der Erwägung zur Anlage eines Shunt-Ventils deswegen von großer Wichtigkeit.

Hilfen bei Verstopfung des Shunt-Ventils

- **Verstopfung des Ventils**: Stimmgebung schwer oder nicht möglich, Abhilfe und Vorbeugung: Inhalation und Aufweichen des Sekrets, Entfernen des Sekrets mit Borkenpinzette, Räuspern (Speiseröhre), Reinigungsbürste, Absaugen mit Shunt-Ventil-Katheter, Phonation eines gedehnten Vokals

- **Undichtigkeit des Ventils**:
  1. Shunt-Erweiterung z.B. als Folge von Bestrahlung (Prothese sitzt locker, Aspiration): Austausch gegen ein Ventil mit passender Länge durch genaue Bestimmung (Messgerät)
  2. Candida-Belag (Pilzbefall) oder mechanische Schädigung: Ventilaustausch gegen Ventil gleicher Länge, Vorbeugung gegen Candida durch Joghurt-Verzehr verbessert
- **Verlust des Shunt-Ventils** durch Verschlucken oder Aspiration: Neueinsatz eines Ventils anderer Länge

Bei 30% der Patienten treten Schwierigkeiten und Komplikationen auf, die bei sorgfältiger Betreuung seitens des verantwortlichen medizinischen und rehabilitativen Teams leicht und risikofrei zu bewältigen sind (Neumann, Schultz-Coulon 2000). Bei Bestrahlung ist mit einem eventuellen Aussetzen der Stimmgebungsfähigkeit durch auftretende Schwellungen im PE-Segment zu rechnen. Auf eine gute Reinigung und Inhalationspflege der Atemwege und des Tracheostomaschutzes (Lätzchen, Tücher) ist gerade in der Zeit direkt nach der Operation zu achten, da eine Verkrustung des trachealen Sekrets das Shunt-Ventil verstopft.

Typische Hilfen bei Stimmproblemen

- **Stark gepresste Stimmgebung**: Myotomie, Botulinum-Toxin-Injektion; evtl. Prothese zu lang oder zu starker Druck beim Verschluss nach hinten (Richtung Speiseröhre)
- **Keine Stimmgebung**: Prothesenreinigung
- **Schwache Stimme**: Ungenügender Tracheostomaverschluss
- **Zu gepresste, zu starke Ausatmung**: Interkostalabdominale Atmung, Reihensprechen (Litanei), Fremdwahrnehmung des leisen Stimmtones, „sprudelnde“ Tongebung, Audio- und Videofremdbeurteilung; Knarrstimme demonstrieren
- **Mischen von Ö-Stimme und Shunt-Ventil-Stimme**: Wahrnehmungsverbesserung, Verlängerung der Phonationslänge
- **Resonanz/Artikulation eingeschränkt**: Mundmotorisches Training, Artikulationstraining (s. 5.4)

Genereller Hinweis:	*Trotz der meist gut und schnell verlaufenden Stimmrehabilitation mit Shunt-Ventil sollte dem motivierten Patienten auch das Sprechen mit der elektronischen Sprechhilfe und mit der Ösophagusersatzstimme vermittelt werden!*

5.9.9 Kontraindikationen

Als Kontraindikationen sollen nur benannt werden: eingeschränkte Lungenkapazität (z.B. Emphysembronchitis); mangelnde oder fehlende Mitarbeit (z.B. beim Korsakow-Syndrom), motorisch-koordinative Probleme und körperliche Beeinträchtigungen (z.B. bei Morbus Parkinson, Sehstörungen); stark hypertone Verhältnisse im PE-Segment (evtl. Myotomie erforderlich), Kunststoffallergie.

Zusammenfassung:

Mit Shunt-Ventil erfolgt i.d.R. eine deutlich schnellere Stimmrehabilitation bei insgesamt verbesserten Stimmleistungsdaten als bei der Ösophagusersatzstimme. Die ebenfalls benutzte Bezeichnung „Stimmprothese" führt zu der falschen Annahme, dass eine Tonproduktion im eingesetzten Ventil erfolgt. Das Ventil hat jedoch keine prothetische Funktion, sondern dient lediglich der Umlenkung der Exspirationsluft. Seit Einführung der Shunt-Ventil-Technik (1979/80) werden mit zunehmender klinischer Erfahrung immer mehr laryngektomierte Patienten damit versorgt. Generell ergeben sich kürzere Therapiezeiten: 60% der Patienten lernten die Shunt-Ventil-Stimmgebung am 1. Tag (Dommerich 2003). Nach meiner klinischen Erfahrung ist das Erlernen der Ösophagusstimme für Shunt-Ventil-Sprecher leichter möglich. Grundsätzlich ist bei jedem laryngektomierten Patienten eine primäre oder sekundäre Versorgung mit Shunt-Ventil oder körpereigener Stimmfistel (Neoglottis) in darauf spezialisierten Kliniken in Betracht zu ziehen (vgl. Tab. 5.5, Vorteile).

Erarbeitungsfragen/Lerntipps zu 5.9:

1. Erklären Sie das Grundprinzip des Sprechens mit Shunt-Ventil! Warum ist die Bezeichnung Stimmprothese irreführend?
2. Nennen Sie die Therapieschritte bei Shunt-Ventil!
3. Ö-Stimme und Shunt-Ventil benutzen das gleiche stimmgebende Segment. Ist die Aussage richtig?
4. Wie muss der Shunt-Ventil-Sprecher Luft in die Speiseröhre bringen, um den Ösophaguston zu produzieren?
5. Welche Trachealkanüle benötigt ein mit Shunt-Ventil versorgter Patient? Begründen Sie die Entscheidung!
6. Wie erreicht man den Tracheostomaverschluss?
7. Mit welchen Komplikationen müssen Sie bei Shunt-Ventil rechnen?
8. Die ersten Stimmtöne mit Shunt-Ventil sind schwierig. Wie kann man helfen?
9. Wie wird ein verstopftes Shunt-Ventil gereinigt?
10. Welche Kontraindikationen zum Shunt-Ventil gibt es?
11. Nennen Sie Vorteile der Shunt-Ventil-Stimmgebung gegenüber der Ö-Stimme!
12. Wie ist fingerfreies Sprechen möglich?

Im Unterricht ist durch supervidierte Therapie bzw. Hospitation (Patient mit Shunt-Ventil demonstriert Pflege und Stimmeinsatz) und vermehrten Einsatz von Lehrvideos dem Umstand entgegenzuwirken, dass man als Logopädin die Shunt-Ventil-Stimme nicht selbst ausprobieren kann.

5.10 Elektronische Sprechhilfe

5.10.1 Funktionsprinzip

Grundprinzip: *Es handelt sich um ein akkubatteriebetriebenes Gerät, das mittels eines Tongenerators Schwingungen erzeugt. Durch Ansetzen des Gerätes von außen an die Halsweichteile (Mundboden) werden die Schallschwingungen auf die Luft in Mund und Rachen übertragen und können mittels der Artikulationsorgane zu gut verständlicher Sprache ausgeformt werden.*

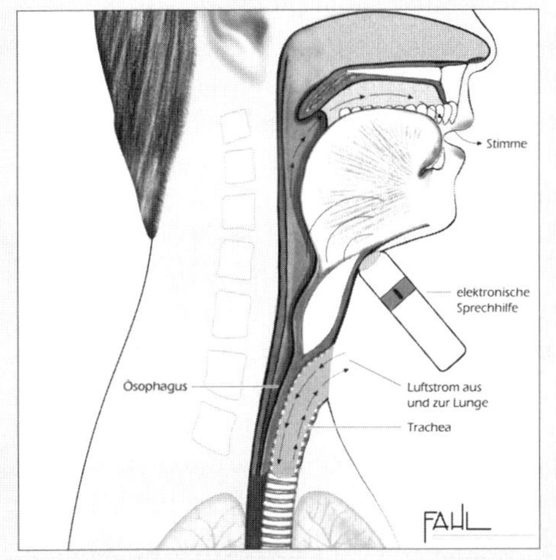

Abb. 5.15: Elektronische Sprechhilfe (Fahl Medizintechnik)

Elektronische Sprechhilfe-Stimmleistungswerte

- *Stimmklang: von der Resonanzformung abhängig, tendenziell künstlich, auffällig*
- *Tonhaltedauer: individuell abrufbar*
- *Lautstärke: manuell oder am PC einstellbar*
- *Frequenz: geschlechtsspezifisch einstellbar*
- *Sprechtempo: unbeeinflusst normal*
- *Stimmumfang: 50-200 Hz; modulierbar (Betonungs- und Grundtontaste)*
- *Luftverbrauch: unabhängig von der Atmung*
- *Verständlichkeit: stark abhängig von Artikulations- und Resonanzverhältnissen*

Wie bei allen technischen Geräten ist auch die Entwicklung und der Einsatz der elektronischen Sprechhilfen geprägt durch die technischen Möglichkeiten zur Zeit ihrer Entwicklung. Zu Beginn des 21. Jahrhunderts sind neue digitale elektronische Sprechhilfen entwickelt worden, die über optimierte geräteinterne Möglichkeiten und Anbindung an einen Computer verbesserte Einstellmöglichkeiten von Tonhöhe und Lautstärke erreichen. Das Grundprinzip der von verschiedenen Anbietern angebotenen elektronischen Sprechhilfen ist – abgesehen von speziellen Einstell- und Bedienungsmöglichkeiten – gleich. Die grundsätzlichen Erfordernisse des Sprechens sollen im folgenden Kapitel erläutert werden. Die oft gehörte Bezeichnung „**Servox-Gerät**" wird als Synonym für elektronische Sprechhilfe oder Elektrolarynx benutzt, da das Gerät der gleichnamigen Firma eine große Verbreitung erfahren hat. Technisch sind die Geräte auf sehr hohem Niveau entwickelt, patientenfreundlich und im Regelfall schnell zur Kommunikation einsetzbar. Die oft von Ärzten vertretene Meinung, dass eine möglichst schnelle Versorgung des kehlkopflosen Patienten nach der Laryngektomie die Motivation zum Erwerb der Ö-Stimme herabsenke, kann nach meiner klinischen Erfahrung nicht bestätigt werden (vgl. Reuß, Tisch 1995). Grundsätzlich findet m.E. nach eine Entlastung des Patienten aus den Schwierigkeiten der Stimmlosigkeit in der ersten Zeit statt. Sollte der Patient alleinstehend sein, kann er z.B. schneller wieder über das Telefon kommunizieren und Notsituationen bewältigen. Zudem kann später bei Versagen des Ventils oder nicht nutzbarer Ö-Stimme bei schwerer Erkältung auf die elektronische Sprechhilfe zurückgegriffen werden. Viele Patienten lehnen aber aus emotionalen Gründen den auffälligen, mechanischen Klang des Gerätes ab. Als Kontraindikationen sind schwere Beeinträchtigungen der Artikulationsorgane (z.B. bei Teilresektionen, Zungenlähmung) oder fehlende Bewegungs- oder Koordinationsmöglichkeiten (nach Alkoholabusus, Lähmungen im Armbereich oder der Hände) zu nennen.

Servox = elektronische Sprechhilfe (als Synonym benutzt)

„Die elektronische Sprechhilfe wird in vielen Kliniken direkt mit dem Erstausstattungsset für die Patienten verordnet" (Motzko 2004).

Einzelfunktionen

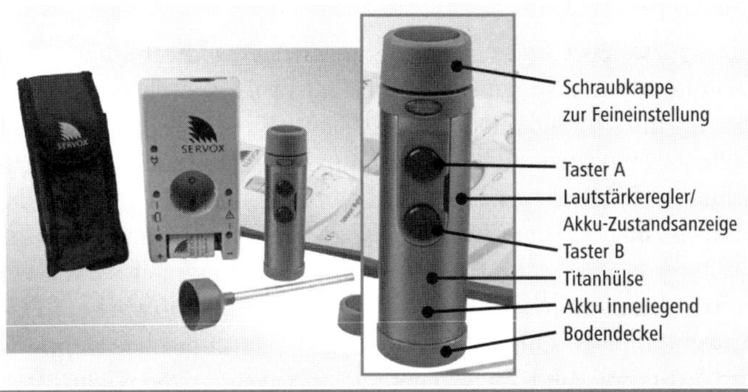

Abb. 5.16: Elektronische Sprechhilfe Servox-Digital, Geräteansicht (Fahl Medizintechnik)

Die **Grundton- und Betonungstaste** löst eine Magnetspule im Gerät aus, die die Membran der Schraubkappe wie das Fell einer Orchesterpauke vibrieren lässt. Der Grundton ist hörbar. Der Ton kann jetzt in die Resonanzräume des Ansatzrohres übertragen werden.

a. extraoral durch Ansetzen an möglichst durchlässiges Gewebe des Mundbodens oder des Halses, bei starken Schwellungen an der Wange

b. intraoral ein Mundrohr wird direkt in den Mund geführt (bei stärksten Schwellungen, Verhärtungen nach Bestrahlung). Das schlauchförmige Kunststoffrohr kann mit Adapter auf die Schraubkappe aufgesetzt werden. Das obere Ende wird zwischen Wange und Backenzahnreihe platziert. Artikulation und Resonanz sind dadurch nutzbar, wenn auch eingeschränkter.

Tonhöhe: Die Tonlage des Gerätegrundtons bestimmt die Sprechstimmhöhe. Durch Benutzung der verschiedenen Taster (**Grundton = tieferer Stimmgrundton, Betonungstaste = höherer Ton für Betonungen im Wort oder Satz**) und interne Einstellungen (Tonhöhenabfall, Zeit des Tonhöhenabfalls) kann die „monotone" Klangqualität sowohl beim älteren (nicht digitalen) oder digitalen (PC-einstellbaren) Gerät verändert werden.

Lautstärke: Diese wird über den Lautstärkedrehregler eingestellt. Beim digitalen Gerät kann sie über den PC für beide Taster voreingestellt werden. Zusätzlich kann an der Schraubkappe eine Feineinstellung der Membran erfolgen, die je nach Lautstärke etwas nachreguliert werden kann, z.B. wenn die Membran nicht gut schwingt (schnarrendes Geräusch).

Aufladung des Akkus: im Ladegerät nach Gebrauchsanweisung (beiliegend)

Die speziellen Geräte müssen zunächst über die beiliegenden Gebrauchsanweisungen gründlich ausprobiert werden, um sie gut vermitteln zu können. Es ist sinnvoll, selbst ein Gerät mit Zubehör zu besitzen und dies dann parallel mit dem Patienten zu benutzen. Eine sehr gute Möglichkeit zur Schulung bieten auch die Multimedia DVD der Firma Servox und die Broschüre von Schüle, Rößler von 2005. Die medizinischen Produktberater stehen bei individuellen Schwierigkeiten (Einrichtung der Software zur PC-Anwendung, Anschlusskabel) im Sinne des technischen Supports zur Verfügung. Im Kapitel Therapieaufbau sollen die wichtigsten Therapieschritte, die auch mit dem älteren (analogen) Gerät zu erlernen sind, und Besonderheiten des digitalen (PC-unterstützten) Gerätes erläutert werden.

5.10.2 Individuelle technische Grundeinstellung

Das analoge wie digitale Gerät ist vor dem Gebrauch mit einer Grundeinstellung der Tonhöhe zu versehen. Für die Tragfähigkeit und Akzeptanz der Stimme (Geschlecht, Typ) ist die Tonhöhe (Stimmlage) von zentraler Bedeutung.

Beachte primär Tonhöhe (Stimmlage!)

Beachte: *Bitte auf jeden Fall die Werkseinstellung der Tonhöhe überprüfen!*

Analoges „älteres" Gerät
Die Einstellung der Tonhöhe wird beim noch verbreiteten analogen Gerät nach Entfernen der Außenhülse des Gerätes durch Verstellung einer Schraube im Innern mit einem kleinen Schraubenzieher erreicht (weitere Parameter wie Intonation, Ton-Abfallzeit und Ton-Abfalluntergrenze sind ebenfalls unter einer Abdeckung durch Schrauben verstellbar). Die Lautstärke am manuellen Gerät wird über das Haupteinstellrad oder die Deckkappe zur Feineinstellung eingestellt.

Digitales (PC-unterstütztes) Gerät
Beim digitalen Gerät ist für die Nutzung am Computer eine entsprechende Einstellungssoftware für den PC notwendig. Über einen im Gerät befindlichen Kippschalter sind Tonhöhe und Lautstärke auch manuell verstellbar (DIP-Schalter, engl. = Kippschalter; nach Entfernung der Titanhülse erreichbar). Zur

PC-gesteuerten Einstellung hat die betreuende Logopädin ein Datenkabel und eine spezielle Titanhülse mit Aussparung für den Anschluss des Gerätes direkt an den PC. Über eine serielle Schnittstelle werden die Tasten des Geräts mit Lautstärke- und Tonhöhenvorgaben belegt. Das Gerät speichert diese Einstellungen. Am PC können auch alle Werte der Einstellung gespeichert und in einem ausdruckbaren Datenblatt dokumentiert werden, so dass man auf bestimmte Einstellungen zurückgreifen und damit experimentieren kann, z.B. kann man die beiden Grundtasten mit normaler Lautstärke für Zimmerlautstärke oder mit erhöhter Lautstärke für höhere Umgebungslautstärke oder Störgeräusche voreinstellen. Ebenso können beide Tasten mit der gleichen Tonhöhe belegt werden, wenn feinmotorische Schwierigkeiten vorliegen (2 Tasten zur Verfügung). Die genaue Einrichtung des Gerätes erfolgt gemeinsam in einer etwa 10- bis 20-minütigen Therapieeinheit vor dem PC-Monitor, auf dessen Oberfläche alle Parameter wie Tonhöhe (Frequenz) und Lautstärke der beiden Taster, Tonverlauf und Verlaufszeit der Sprechmelodie (Intonation) übertragen werden. Die Einstellmöglichkeiten sind vielfältig und bequem über den PC durchzuführen, sollen hier aber nicht näher erläutert werden. Mit dem Schalter „Standard" (S) sind alle Parameter bei Verstellen wieder auf die Werkseinstellung zurückzuführen.

PC-Maske Servox-Digital

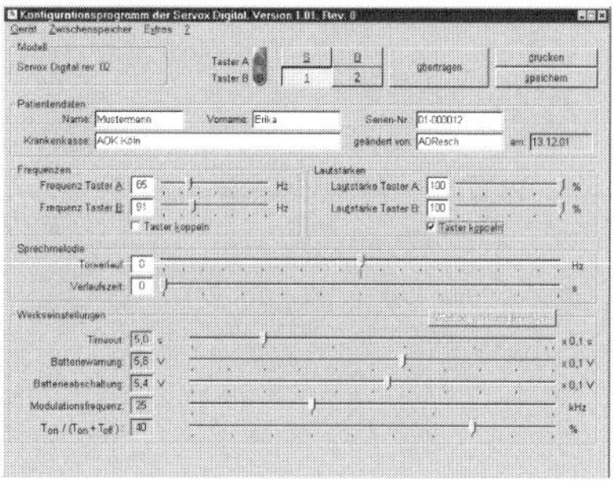

5.10.3 Grundhandhabung des Gerätes

Batterieaufladung
Siehe Gebrauchsanleitung; Aufladung der Batterien mit dem Ladegerät, richtiges Einsetzen der Batterien wird mittels Leuchtdioden, Warnlampen angezeigt, evtl. bei technisch ungeübten oder älteren Patienten auch gemeinsam durchführen, Nutzungsdauer ca. 8-12 h je nach Lautstärke, Tonhöhe und Gebrauchsfrequenz

Grundhandhabung des Gerätes (Ansatzstelle, Grundtontaste)
Ziel: Betätigung der Grundtontaste, Ansatzstelle finden.
Die Logopädin sollte zunächst die Grundfunktion des Gerätes (Ansatzstelle, Tonerzeugung, Tonübertragung, Resonanzformung) demonstrieren (evtl. Video, DVD). Für die Funktion ist es wichtig zu verstehen, dass das Gerät an Hals- und Mundbodenbereich flächig und dicht angesetzt werden muss, damit sich der Grundton vollständig und ohne Störgeräusche überträgt. Bei den ersten Versuchen kann die Therapeutin auch die Ansatzstelle für den Patienten suchen, indem sie das Gerät ansetzt oder führt. Vorher kann mit Palpation des Mundbodens oder Halsbereiches getastet werden, wo eine weiche Stelle erkennbar ist. Die Klangbildung wird mit leicht geöffnetem Mund (Kieferweite und Lockerheit) und dem stummen Sprechen/Flüstern von Vokalen oder Vokal-

ketten wie /aoaoaoa/, /eieiei/, /auweia/ bzw. „hallohallohallo" erreicht. Der Patient wird angeleitet, auf den Klang des Gerätes zu achten, sich an ihn zu gewöhnen. Am Anfang ist die Wahrnehmung der Knochenleitung zu stark, so dass der Patient die eigentliche Mundresonanzbildung (Tonkern) schlechter wahrnimmt. Durch wiederholtes An- und Absetzen des Gerätes an die Ansatzstelle, bei der eine gute Tonbildung erfolgt, wird das Ansetzen automatisiert. Durch Üben vor dem Spiegel wird die Automatisierung beschleunigt.

Die **Grundtontaste (Taster A)** ist die obere der beiden Taster und muss als Erstes trainiert werden. Es ist zu testen, ob der Daumen oder Zeigefinger besser zu benutzen ist. Wird die nicht-dominante Hand benutzt, kann beim Schreiben, Händereichen oder anderen Tätigkeiten auf ein Wechseln verzichtet werden. Zeigen die Vokale eine gute Resonanzbildung, wird zu sinnvollen Worten gewechselt (zunächst Vokal initial, s. 7.2 Therapiematerial). Der Hinweis, leise zu sprechen, wie beim Flüstern keine Luft zu verwenden oder die Hand als Kontrolle vor das Tracheostoma zu halten, reduziert die oftmals auftretenden Atemgeräusche.

Einsatz des Mundrohradapters (Thomas 2005)

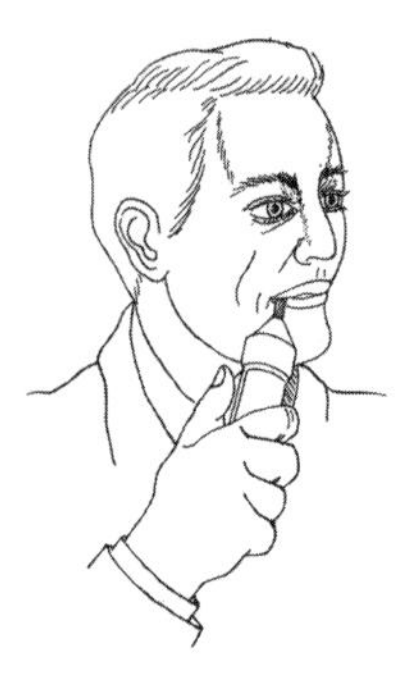

Probleme: Kann an der Ansatzstelle an dem durchlässigen Gewebe des Mundbodens oder Halses keine Klangbildung erreicht werden (z.B. bei starken Schwellungen, Verhärtungen nach Bestrahlungen, kurz nach OP), kann 1. von außen an der Wange nahe dem Mundwinkel oder 2. mit einem Mundrohr mit Adapter die Tonbildung versucht werden. Das Mundrohr wird zwischen Wange und Backenzahnreihe in den Mundinnenraum geführt und erzeugt intraoral (im Mund) den Grundton. Die Artikulation ist eingeschränkter nutzbar. Bei der elektronischen Sprechhilfe ist ein gutes Pseudoflüstern (s. 5.7) Voraussetzung für Verständlichkeit.

5.10.4 Koordination von Tongebung und Sprechen

Beim Sprechen ist optimalerweise die Betätigung der Grundtontaste genau mit dem Anfang und dem Ende des Wortes zu synchronisieren. Es entstehen sonst störende Laute oder es gehen stimmhafte Anteile des Wortes verloren, z.B. /baum/ wird /bau/. Wird die Taste zu lange gedrückt, entsteht der sogenannte Schwa-Laut wie in /hose/. Aus dem Wort /baum/ wird /baume/. Der Patient muss also beim Sprechen der Wörter das bewusste Ein- und Absetzen der Grundtontaste üben, zunächst auf Worte, dann Sinneinheiten. Die Endlaute müssen dabei deutlich artikuliert werden. Generell ist diese Koordination auch bei den anderen Übungen zu beachten und dadurch zu automatisieren.

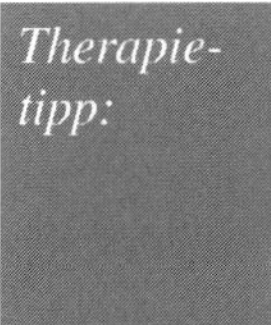

Das Arbeiten mit Wortkärtchen mit einzelnen Wörtern oder Sätzen (gilt auch für Ö-Stimme oder Shunt-Ventil) hat sich in der Therapie bewährt, weil es beim Patienten zu mehr Langsamkeit beim Sprechen führt, die Konzentration steigert und mit jeder Karte ein „Erfolgserlebnis" darstellt.

5.10.5 Koordination von Atmung und Sprechen

Das Training der Lufthaltepause (Atempause während des Sprechens) hilft auch bei der elektronischen Sprechhilfe das Atemgeräusch zu reduzieren. Die Vorstellung, leise zu sprechen bzw. zu flüstern und aktiv mit der Handfläche die Stomageräusche zu spüren oder bewusst darauf zu hören, verbessert die Verständlichkeit. Dies ist mit dem Patienten intensiv immer wieder zu trainieren (vgl. Pseudoflüstern!, 5.7).

5.10.6 Stabilisierung mit Grundtontaste

Kann der Patient sicher die Grundtontaste bei sprechsynchroner Tongebung und gutem Druck auf die Ansatzstelle einsetzen, wird über Mehrsilber, Interjektionen, kleine Phrasen (Personalienangabe, alltägliche Floskeln wie „Auf Wiedersehen!", „Guten Abend!", „Kann ich Ihnen helfen?"), Lesetexte am dialogischen flüssigen Sprechen gearbeitet.
Wichtig ist **sinnbetont** zu sprechen und nicht silbenweise die Grundtontaste zu drücken („Gu-ten-Tag-Herr-Mei-er-wie-geht-es-Ih-nen?") oder durchgehend („GutenTagHerrMeierwiegehtesIhnen?"), sondern „Guten Tag Herr Meier, wie geht es Ihnen?" Sinnvolle Phrasen sind zu einem Satz mit etwa **3-7 Wörtern** im Durchschnitt zu verbinden. Dies sollte mit verschiedenen Phrasen und Texten erarbeitet werden.
Das **Telefonieren** kann mit zwei Telefonen in verschiedenen Räumen in der logopädischen Praxis oder zu abgesprochenen Zeiten beim Telefonat des Patienten von zu Hause mit der Logopädin geübt werden. Das Gerät sollte beim Telefonieren etwas leiser gestellt und die Sprechmuschel direkt vor den Mund gehalten werden. Da das Lippenablesen entfällt, ist dies auch für den Therapeuten eine gute Rückmeldung, wie gut das Sprechen wirklich ist (siehe 4.3.1 PLTT).

5.10.7 Erweiterung prosodischer Merkmale (Betonungstaste)

Das Sprechen mit der elektronischen Sprechhilfe wird durch die Arbeit an Stimmklang, Artikulation, Sprechgeschwindigkeit, Pausensetzung („Jetzt ... komme ich!"), wie sie aus der allgemeinen Stimmtherapie bekannt ist, natürlicher gestaltet und um das Einüben verschiedener Lautstärken für unterschiedliche Gesprächssituationen (draußen auf der Straße, Geschäft, Rufen) erweitert.
Mit der Benutzung der Betonungstaste – über eine Kippbewegung zwischen der Grundtontaste und der Betonungstaste mit erhöhtem Ton (evtl. auch lauter eingestellt) zu bedienen – werden die Betonungs- und Modulationsmöglichkeiten optimiert.
Zunächst sollten die Betonungen im Wort über **Hörübungen** – bei denen die Logopädin vorspricht – erkannt werden, z.B.: **Au**ge, Schoko**la**de, Ver**bot** oder im Satz: „**Wo** kommst du her?", „Wo kommst **Du** her?". Dann sollte die Betonung mit dem Gerät und der Betonungstaste imitiert werden. In Texten, bei Alltagsäußerungen und in der Spontansprache sollten verschiedene Betonungen ausprobiert werden, damit z.B. auch ein Gefühlsausdruck besser erkennbar wird. Wichtig ist es, nicht zu viele Betonungen einzusetzen und bei Überforderung oder nur seltenem Gebrauch des Gerätes bei der Grundtontaste zu bleiben.

5.10.8 Grundsätzliches

- Zunächst auf richtige Einstellung der Grundtonhöhe und Lautstärke achten!
- Die Ansatzstelle ist korrekt zu finden (Spiegeleinsatz, An- und Absetzen) und das Gerät gleichmäßig mit der gesamten Membranfläche und nicht zu stark anzudrücken (erschwerend: Narben, Bestrahlungsfolgen, Barthaare)
- Störende Stoma-Atemgeräusche über Bewusstmachung (Hand am Stoma) vermeiden!
- In Sinnzusammenhängen mit Pausen und einer durchschnittlichen Haltedauer der Grundtontaste von 3-7 Wörtern sprechen!
- Koordination Geräteton/Sprechen: synchrones Einsetzen, Beginn des Sprechens und schnelles Absetzen (Loslassen) am Phrasenende der Grund- und Betonungstaste erforderlich
- Schraubkappe richtig einstellen!
- Ruhig, in angemessener Lautstärke gut artikuliert sprechen!
- Mimik und Gestik zur Unterstützung einsetzen!
- Logopädin spricht und demonstriert synchron mit eigenem Gerät

Erarbeitungsfragen/Lerntipps zu 5.10:

1. Erklären Sie das Grundprinzip des Sprechens mit der elektronischen Sprechhilfe!
2. Warum ist die Möglichkeit, mit der elektronischen Sprechhilfe zu sprechen, besonders in der ersten Zeit nach OP sinnvoll?
3. Nennen Sie die Arbeitsschritte der Therapie mit dem Servox-Gerät!
4. Was stimmt meist nicht, wenn das Gerät „schnarrt"?
5. Welches Hilfsinstrument gibt es, wenn die Ansatzstelle am Mundboden zur Tonübertragung nicht funktioniert?
6. Welche Hilfen können Sie geben, wenn der Patient Schwierigkeiten mit dem Finden der Ansatzstelle hat? Wie wird es automatisiert?
7. Ein Patient kann schlecht Betonungsakzente setzen. Er spricht monoton. Woran müssen Sie zuerst denken?
8. Wie kann man störende Atemgeräusche vermeiden?
9. Wie viele Wörter sollte man sinnbetont mit einem gehaltenen Grundton sprechen?
10. Wie können Sie vermeiden, dass der Patient das von Ihnen angebotene Wortmaterial zu schnell erarbeiten will?

*Für den Einsatz im **Unterricht** können Ihnen die Hilfsmittel-Firmen mehrere Geräte zur Ausleihe zur Verfügung stellen (Eigenerfahrung!).*

5.11 Transfer

Beispiele für Einflussfaktoren
- Angst vor Stimmversagen
- Angst aufzufallen, nicht verstanden zu werden
- Störfaktoren beim Gesprächspartner
- Bedingungen zu Hause
- Akzeptanz und Information zur Ersatzstimme

Das Ziel des Transfers ist die Anwendung des in der Therapiesituation Erlernten im individuellen Alltag und Berufsleben des Patienten. Ein frühzeitiger Beginn schon während der Stabilisierung der Ersatzstimmtechniken erleichtert diese Übertragung. Von Beginn an ist alltagsorientiertes Wort- und Satzmaterial zu nutzen.

Der Transfer ist stark von unterschiedlichsten kommunikativen und emotionalen Faktoren abhängig (Beispiele s. Marginalienleiste). In einem Verhaltenstrainingsprogramm, das der Psychologe Harry de Maddalena für kehlkopflose Patienten entwickelt hat, ist die Schlüsselkompetenz des erfolgreichen Transfers **die Möglichkeit, die Kommunikationsprobleme zu analysieren und aktive Strategien zum Umgang mit der Kommunikationsbehinderung anzuwenden** (Maddalena in Grohnfeldt 1994). Jede Arbeit am Transfer sollte demnach den Patienten stärken, eigenständig und selbstbewusst mit seiner „Gesprächsumwelt" zu interagieren.

Übergehen von Nicht-Verstehen

Ein Beispiel: Der Ehepartner einer betroffenen Patientin tut nur so, als ob er das Gesagte verstanden habe, obwohl er vieles aufgrund seiner eigenen leichten Schwerhörigkeit nicht verstanden hat. Nur wenn die Patientin ihren Ehepartner darauf anspricht, doch nachzufragen, oder sie ihn auffordert, das Gesagte zu wiederholen, kann durch dieses aktive Verhalten die Interaktion positiv beeinflusst werden. Ebenso kann es auch bedeuten, dass sie mit ihrem Gesprächspartner einen „ruhigeren", störungsfreieren Ort aufsucht oder ihm vorschlägt, unterstützend von den Lippen abzulesen (Labiolexie).

Unterstützend muss die Logopädin bei der Arbeit am Transfer alle Ziele hier deutlich auf die individuellen persönlichen Gegebenheiten des Patienten abstimmen. Verständnisvolle Akzeptanz von Ängsten und der richtige „Schubser" zur rechten Zeit sind die beiden Seiten dieser Erarbeitungsstufe.

Hemmungen/Scham

Ein Beispiel: Eine alleinstehende Frau im Rentenalter zeigt große Hemmungen, die Ö-Stimme in der Übungssituation mit dem Logopäden anzuwenden. Sie traut sich aber, sie bereits mit ihrer Tochter in kleinen Gesprächssequenzen zu Hause auszuprobieren. Die Tochter wird für einen Teil der Therapiestunde beim gemeinsamen Rollenspiel mit integriert. Auf die Frage, wie sie denn am besten die Ö-Stimme lernen könnte, sagt sie: „Machen Sie als Logopäde ruhig den Ö-Ton oft vor, umso leichter kann ich auch meine eigene Stimme akzeptieren und ihn nachahmen." Das Einbeziehen der Angehörigen als erste Gesprächspartner erleichtert das Trainieren von „neuen" Situationen. Das Akzeptieren von Schamreaktionen

und andererseits der offene Umgang mit aktiver Veränderung spielen bei allen Ersatzstimmen eine große Rolle.
Bei sehr großen Schwierigkeiten sich mit den neuen Stimmtechniken im Alltag zu verständigen, kann **psychologische Zusatzunterstützung** notwendig sein. Auch erleichtern Reha-Maßnahmen mit logopädischer Gruppentherapie das Anwenden der neuen Stimmtechniken.

5.11.1 Training alltagsrelevanter Situationen

Im Gespräch mit dem Patienten ergeben sich Rückschlüsse auf wichtige kommunikative Situationen, die in Zukunft anstehen oder bereits erlebt wurden. Es ist wichtig, den Patienten zur eigenen Beschreibung und Entscheidung dieser Rollenspielsituation anzuregen.

Rollenspiel Arztbesuch

Ein Beispiel: Beim nächsten Arztbesuch will der Patient die Anmeldung an der Rezeption mit der Arzthelferin selbst meistern. Die Situation und mögliche Schwierigkeiten werden genau vorbesprochen und eventuell wird der Dialog aufgeschrieben, um diesen zunächst lesen zu können. Dann wird der Dialog im Therapiezimmer möglichst realistisch als Rollenspiel erarbeitet und anschließend reflektiert. Der Patient kann durch lauteres Sprechen versuchen, die Wartezimmergeräuschkulisse besser auszugleichen. Es wird geübt und besprochen, wie Lautstärke besser erreicht werden kann (z.B. langsameres Sprechtempo, Körperspannung, Bewegung, Mimik und Gestik zur Entlastung).
Bei einer im Rollenspiel zu erarbeitenden vortragsähnlichen Situation wie z.B. einer Ansprache im Kegelverein kann die Logopädin **passiv teilnehmen**, die Stärken, Schwächen und Strategien zunächst beobachten und erst später mit Tonband- oder Videoaufzeichnung das Kommunikationsverhalten rückmelden.

5.11.2 Häusliches Training („Hausaufgaben")

Die Übungen, die der Patient zu Hause ohne therapeutische Begleitung selbst anwenden oder verfeinern kann, sollten gründlich in der Therapiestunde vorbesprochen werden. Sie sollten sich nach Wendlandt (2002) direkt aus den aktuell erreichten Therapiezielen ableiten und konkret vorbereitet und geplant werden (Häufigkeit des Übens, wann, wie lange, welches Material, an welchem Ort usw.). Schwierigkeitsgrad und mögliche Probleme sollten transparent gemacht werden.

Tagespensum

Ein Beispiel: Beim Sprechen mit der Ö-Stimme auf Zwei- bis Dreisilber verkrampft sich Herr H. sehr schnell. Er sollte mit einzelnen Wortkärtchen zu Hause maximal 5 Minuten üben und vorher sowie zwischendurch einige Lockerungsübungen durchführen. Die schwierigeren Wörter werden dann beim zweiten Mal Üben am Mittag wiederholt. Abends kann er seiner Frau in einer dritten 5-minütigen Übungseinheit die Wörter vorsprechen, die schon am besten gelingen. In der nächsten Therapiestunde wird über die Ergebnisse mit der Logopädin reflektiert.

5.11.3 In-vivo-Arbeit

Werden die Therapieziele in realen Kommunikationssituationen außerhalb des Therapieraumes im Alltag oder einer alltagsnahen Situation umgesetzt, spricht man von In-vivo-Arbeit (Wendlandt 2003). Hierbei werden beim Anwenden der neuen Stimmtechniken auch Ängste, Unsicherheiten und detaillierte Problemfragestellungen bearbeitet. Der Therapeut hilft durch Beobachtung, eigenes Modellverhalten und gemeinsame Reflexion nach der Durchführung bereits Erlerntes zu festigen und die Akzeptanz der eigenen Stimme zu erhöhen. Schon während des stationären Aufenthaltes können kleine Aufgaben vor allem vom Shunt-Ventil-Sprecher bewältigt werden (jemanden begrüßen, nach dem Weg fragen).

Der Aufbau von In-vivo-Arbeit muss folgende Stufen berücksichtigen

1. *Lernziel genau festlegen*
2. *Konkrete Planung der Situation*
3. *Durchführung des In-vivo-Trainings*
4. *Mögliche Komplikationen und Hilfen*
5. *Reflexion*

Typische In-vivo-Situationen sind (modifiziert nach Glunz 2004)

- *Krankenzimmer*
- *Auf der Station des Krankenhauses (Pflegepersonal, Ärzte)*
- *Wartezimmer, Pforte des Krankenhauses*
- *Einkaufen (beim Bäcker verschiedene Brotsorten, Reklamation)*
- *Behördengang (Post, Bank usw. mit Personalienangabe)*
- *Im Bus, Taxi, Straßenbahn (Fahrtziel angeben)*
- *Auf der Parkbank, beim Spaziergang*

Lerntipps zu 5.11 Transfer:

Es empfiehlt sich, frühzeitig Transfersituation mit In-vivo-Arbeit zu unterstützen und diese immer durch Rollenspiele im Therapiezimmer zu beginnen. Eine Hierarchie als Abfolge von leichten zu schwierigen Situationen sollte im Gespräch frühzeitig geplant und schriftlich im Übungsheft festgehalten werden.

*Im logopädischen **Unterricht** ist der Umgang mit eigenen Scham-, aber auch Ekel- und Abwehrreaktionen in Eigenerfahrung, Gesprächen in der Lerngruppe und mit Patienten sowie Video- und Direktbeobachtungen (z.B. Kanülenwechsel, Shunt-Ventil-Säuberung, Ö-Tonanbahnung) anzuregen. Durch die intensive Beschäftigung mit der eigenen Ö-Stimme im Praxisunterricht wird ein solcher Lernprozess zentral integriert.*

5.12 Vergleich der Stimmrehabilitationsarten

Eine vergleichende Gegenüberstellung von **Ösophagusstimme, Shunt-Ventil-Stimmgebung und elektronischer Sprechhilfe** in der nachfolgenden Tabelle 5.5 soll deren Möglichkeiten und Nachteile wertfrei verdeutlichen und diskutieren. Das übergeordnete Ziel einer effektiven kommunikativen Rehabilitation des kehlkopflosen Patienten ist es, auf möglichst alle Methoden zurückgreifen zu können. So kann z.B. ein früher Wiedereinstieg in die Arbeit es erforderlich machen – trotz anfänglicher Abwehr des „roboterhaften“ Klangs der elektronischen Sprechhilfe –, dass der Patient sicher mit diesem Gerät kommunizieren können „muss“, weil das Sprechen mit der Ösophagusstimme noch nicht im Alltag oder im Besonderen nicht am Telefon einsetzbar ist. Notsituationen oder die Notwendigkeit, mit den Angehörigen differenzierte Probleme zu besprechen, lassen meiner Erfahrung nach das „Servox-Gerät“ als Pflichtversorgung nach OP wichtig erscheinen. Im präoperativen Gespräch sind differenzierte Kenntnisse aller Aspekte dieses Vergleiches von der behandelnden Logopädin erfordert, um den Patienten inhaltlich adäquat und transparent informieren zu können.

Ein Beispiel einer Beratung: Ein Patient, der primär mit Shunt-Ventil versorgt ist, hat immer wieder Phasen mit Komplikationen (Candidapilz, Undichtigkeit) und kann in dieser Zeit nicht sprechen. Es kann notwendig sein, den Patienten zu motivieren zusätzlich die Ösophagusstimme zu erlernen. Hier hilft die im

Folgenden vorgestellte Tabelle, um gemeinsam mit dem Patienten neue Zielsetzungen zu entwickeln. So kann die Ö-Stimme immer dann eingesetzt werden, wenn beim Shunt-Ventil Komplikationen auftreten.
Die Entscheidung des Patienten für oder gegen eine bestimmte Methode der vokalen Kommunikation ist mit Respekt und Empathie zu akzeptieren. Voraussetzung dafür ist eine gute Information des Patienten, der erkennen sollte, dass es sich um drei ergänzende Wege der kompletten Stimmrehabilitation handelt (Schultz-Coulon 1993).

Lerntipps zu 5.12:

Erstellen Sie eine eigene Tabelle mit den wesentlichen Vor- und Nachteilen (+/-) der drei Ersatzstimmgebungsarten. Kontrollieren Sie diese im Vergleich mit der im Folgenden aufgeführten Tabelle. Versuchen Sie patientengerechte Erläuterungen als Vorbereitungen auf die Inhalte des präoperativen Gesprächs im Rollenspiel zu geben. ***Im Unterricht****: Bedenken und empfinden Sie die inhaltlichen, strukturellen und emotionalen Aspekte der Beratung im Rollenspiel als Patient und Therapeut. Trainieren Sie Gesprächstechniken! Planen Sie detailliert Gesprächsinhalte und Ziele!*

Rahmenbedingungen	Ösophagusstimme	Shunt-Ventil-Stimmgebung	Elektronische Sprechhilfe
Voraussetzungen	LE; schwingungsfähiges PE-Segment; evtl. Myotomie/Neurektomie	LE; schwingungsfähiges PE-Segment; auch sekundäre Anlage nach LE möglich	LE; (auch einsetzbar bei schweren Dysphonien oder Dysarthrien)
Grundprinzip	aus der Speiseröhre aufgestoßener Ton („verfeinerte Rülpsstimme"), vorherige Luftaufnahme in den Ösophagus	Sprechen auf umgelenkter Lungenluft durch tracheo-ösophagealen Shunt, Schwingungselement wie bei Ö-Stimme; **immer mehr Patienten werden primär mit Shunt-Ventil versorgt (chirurgische Stimmrehabilitation)**	technisch erzeugter Grundton wird durch Artikulationsresonanz im Mundraum hörbar gemacht
Erlernbarkeit	längerer Lernprozess, i.d.R. 1 Jahr	Wochen bis Monate	schnell erlernbar bei guter Ansatzstelle (evtl. Ansatzstelle Wange; intraoral mit Mundrohr-aufsatz)
Erschwerende Faktoren	weitere operative Eingriffe, Bestrahlungsfolgen; Hypertonus	weitere operative Eingriffe, Bestrahlungsfolgen; Hypertonus	Bestrahlungsfolgen; weitere operative Eingriffe
Komplikationen	Würgereiz, Reflux, Magendruck	wie Ö-Stimme, zusätzlich: Aspiration, Undichtigkeit, Candida; Verstopfung, Shunt-Aufweitung	technische Probleme, z.B. Batterieausfall
Pflegeerfordernisse	keine	Verweildauer i.d.R. 100 Tage, dann Wechsel in der Klinik; tägliche Säuberung mit Bürstchen; Positionsausrichtung	Akku aufladen; gerätabhängige oder PC-gesteuerte Grund-einstellung notwendig
Einschränkungen	Stress/Emotionen, Erkältungen, Entzündungen; organisch-funktionelle Beeinträchtigungen	wie Ö-Stimme, zusätzlich: unzureichende Stomaabdichtung	Bestrahlungsfolgen, Narben, Bartwuchs
Kontraindikationen	**Ösophagusvarizen**; möglich: Herzinsuffizienz; stark hypotone Verhältnisse im PE-Segment; sehr schlechte allgemeine Prognose bei Zungengrund-, Hypopharynx- oder Speiseröhrenkarzinom	**Lungenemphysem**; möglich: Herzinsuffizienz; stark hypotone Verhältnisse im PE-Segment, visuelle bzw. motorische Beeinträchtigung	größere motorisch-koordinative Schwierigkeiten

Tab. 5.5: Vergleich der Stimmrehabilitationsmöglichkeiten (modifiziert und erweitert nach Kürvers 1997, Glunz 2004)

Stimmparameter	Ösophagusstimme	Shunt-Ventil-Stimmgebung	Elektronische Sprechhilfe
Stimmklang im Allgemeinen	rau, leicht heiser bis auffällig, Einpump- oder Ansauggeräusch hörbar	rau, leicht heiser bis auffällig	künstlich, auffällig
Lautstärke	ca. 60 dB	ca. 70 dB	einstellbar
Grundfrequenz	50-80 Hz	wie Ö-Stimme, leichter modulierbar	individuell einstellbar
Modulation	ca. 1 Oktave	ca. 1 Oktave; leichter modulationsfähig als Ö-Stimme durch Nutzung der Lungenluft	2. Tonhöhe (Betonung) und Sprechmelodie einstellbar
Phonationsdauer (Tonhaltedauer/ Silbenzahl)	1,5-3 Sekunden/ 6-7 Silben pro Ölau	7 Sekunden und mehr	nicht beeinträchtigt
Sprechtempo	ca. 120 Wörter/Minute, stark abhängig von der Fähigkeit flexibler Ölau/ Ölab	ca. 160 Wörter/Minute, normal	normal
Verständlichkeit	70% n. PLTT	80% n. PLTT	- stark abhängig von Artikulations- und Resonanzfähigkeiten
Besonderheiten (inkl. Vor- und Nachteile)	▪ körpereigen; „fingerfreies" normales Sprechen ▪ keine erweiterte medizinische, hygienische oder technische Betreuung notwendig ▪ ästhetische Hemmschwelle ▪ zu Beginn schwer auditiv wahrnehmbar (Hörbeeinträchtigung!) ▪ störbar durch Hintergrundgeräusche, eher leise ▪ Atem- und Tonuskoordination notwendig	▪ Fremdkörper ▪ Pflegebedarf ▪ erhöhte medizinisch-technische Erfordernisse ▪ Komplikation (Candida, Aspiration) ▪ hohe Stimmqualität ▪ fingerfrei bei Tracheostomaventil (beachte: Klappengeräusch möglich) ▪ atmungsangepasste natürlichere Phonation	▪ bei schlechtem Allgemeinzustand und Notsituationen einsetzbar ▪ eine Hand besetzt ▪ schnellere Anwendbarkeit auch für Telefon ▪ Lautstärke einstellbar (Hintergrundgeräusche) ▪ „robotorhafter", auffälliger Klang
Methodische Erfordernisse der logopädischen Therapie	▪ gute Wahrnehmungsqualitäten des Patienten erforderlich ▪ körperliche Grundvoraussetzungen an die „Fitness" bei Tonus/Haltung und Atmung ▪ längerer Lernprozess	▪ wichtigstes Ziel: Stomaabdichtung sehr gut erlernbar ▪ Modulation sehr gut trainierbar ▪ Handling und Management muss sicher sein	▪ sehr gut vermittelbar und schnell erlernbar, wenn möglich

Tab. 5.5: Vergleich der Stimmrehabilitationsmöglichkeiten (modifiziert und erweitert nach Kürvers 1997, Glunz 2004)

6 Beratung und Gespräch

6.1 Beratung und Gespräch in der logopädischen Therapie

Während des gesamten Therapieverlaufs sind Beratung und Gespräch zentrale Anteile der logopädischen Therapie. In der logopädischen Tätigkeit mit kehlkopflosen Patienten ist die Fähigkeit Gespräche planen, durchführen und reflektieren zu können von Kenntnissen in folgenden Bereichen abhängig:

1. **Rehabilitationsweg**
2. **Beratungs- und Gesprächstechniken**
3. **Individueller Lebenskontext und Persönlichkeit des Patienten**
4. **Eigene Lebenserfahrung der Therapeutin**

Scheuen Sie sich in komplexen Gesprächsituationen nicht, gelegentlich Ihren eigenen Standpunkt oder Ihre Gefühle zu verdeutlichen (Empathie), aber überfordern Sie den Patienten nicht. Sie erreichen dies durch gute inhaltliche Vorbereitung (s. Lernaufgabe Präoperatives Gespräch 6.3) und eine Gesprächsführung, die primär an den stimmrehabilitativen Erfordernissen orientiert ist (symptomzentrierte Beratung). Versuchen Sie immer, **adäquate Lösungswege** in der Beratung zu entwickeln.

Stimmeinsatz bei fremden Personen

Ein Beispiel: Eine Patientin berichtet, dass sie mit fremden Personen noch nie mit der Shunt-Ventil-Stimme gesprochen habe. In der Übungssituation spricht sie aber schon flüssig und relativ verständlich. Sie erzählt von ihren Gefühlen des Auffallens mit der tiefen Stimme, ihren Ängsten, nicht verstanden und abgelehnt zu werden. Im Gespräch wird versucht, eine Lösung für das weitere Vorgehen mit diesen Problemen zu finden.
Der Beratungs- und Gesprächsansatz für diese Situation könnte so aussehen: Die Gefühle der Patientin werden zunächst in der Situation wertfrei angenommen. Dann kann die Patientin ihre Gefühle bei Nichtverstehen des Gesprächspartners in bereits erlebten Situationen reflektieren. Welche Hilfen hat sie eingesetzt, um besser verstanden zu werden (Körpersprache, Blickkontakt)? Welche Gefühle und Reaktionen könnte sie bei einem fremden Menschen auslösen? Wie würde die konkrete Situation aussehen? Welche Gefühle erwartet sie bei sich selbst? Die Patientin schildert in diesem Zusammenhang eine sehr schwierige Gesprächssituation am Bahnhof mit lauten Hintergrundgeräuschen. Kann es auch eine „hierarchisch“ leichtere Situation geben (zur Planung von entsprechenden Rollenspielen, z.B. beim Bäcker mit kurzen Äußerungen)? Es zeigt sich, dass die Patientin zu hohe Anforderungen an sich gestellt hat. Die negativen Gefühle der Überlastung wurden akzeptiert und gleichzeitig eine Lösung gesucht.

„Die Laryngektomie stellt einen so weitgehenden Eingriff in die körperliche und seelische Integrität der Betroffenen dar, dass der komplexen Schädigung von Körperfunktionen, Selbstwertgefühl, Eigenwahrnehmung und sozialer Integration ein ebenso komplexer Rehabilitationsvorgang begegnen muss, um die Behandlungsfolgen für den Patienten akzeptabel und sinnerfüllt erlebbar zu machen. Dabei wurde kritisch darauf aufmerksam gemacht, dass diese Aufgabe nicht einfach an den klinischen Psychologen delegiert werden kann, sondern von Therapeuten verschiedener Fachrichtungen (HNO-Arzt, Phoniater, Psychologe, Logopäde) und dem Patienten selbst mit seinem sozialen Umfeld geleistet werden muss.“ (Eckel et al. 2004).
Die Logopädin begleitet den Patienten auf seinem langen Rehabilitationsweg (s. Kapitel 3.1). Dabei wird sie mit den verschiedenen Phasen der Stimmrehabilitation, des Umgangs mit den körperlichen Veränderungen, den Hilfsmitteln und den Stufen der Krankheitsbewältigung konfrontiert.

Die Logopädin übernimmt häufig zusammen mit dem betreuenden Arzt koordinierende Aufgaben in Beratung, Therapie und Anleitung für die interdisziplinäre Zusammenarbeit.

Ein Teilbereich der Beratung ist Information und Anleitung des kehlkopflosen Patienten zum Management der Hilfsmittel (s. 3.4). Die Logopädin sollte mit diesen Erfordernissen (z.B. Tracheostomaversorgung, Absaugen) in den Grundzügen vertraut sein und mit dem medizinischen Produktberater zusammenarbeiten.

Definitionen von Beratung

Zwei Definitionen von Beratung sollen hier erläuternd gegenübergestellt werden: Beratung definiert sich nach Dietrich (1991, 2. Auflage) „als in ihrem Kern jene Form einer interventiven und präventiven helfenden Beziehung, in der ein Berater mittels sprachlicher Kommunikation und auf der Grundlage anregender und stützender Methoden innerhalb eines vergleichsweise kurzen Zeitraums versucht, bei einem desorientierten, inadäquat belasteten oder entlasteten Klienten, einen auf kognitiv-emotionale Einsicht fundierten aktiven Lernprozess in Gang zu bringen, in dessen Verlauf seine Selbsthilfebereitschaft, seine Selbststeuerungsfähigkeit und seine Handlungskompetenz verbessert werden können.“
In einem unveröffentlichten Skript zur Transaktionsanalyse in der Logopädie (2001) definiert M. Clausen-Söhngen Beratung als einen zwischenmenschlichen Prozess, in welchem eine Person in und durch die Interaktion mit einer anderen Person mehr Klarheit über eigene Probleme und deren Bewältigung gewinnt.

Grenzen erkennen

Ein Beispiel: Ein Patient vermeidet es, einkaufen zu gehen, weil er befürchtet, mit der Ösophagusstimme zu sehr aufzufallen. Trotz des Einsatzes von Rollenspielen und In-vivo-Arbeit berichtet der Patient, dass er alleine oder mit seiner Frau im Geschäft kein Wort sagt und deswegen auch schon öfters nicht das bekommen hat, was er wollte. Im beratenden Gespräch sollen die Emotionen und Verhaltensweisen analysiert werden, die die Situation schwierig machen, und geklärt werden, wie man sie verändern könnte. Bei starken emotionalen Blockaden (Depression, Rückzug) kann es auch notwendig sein, hier die Grenzen der logopädischen Therapie zu erkennen und auf psychotherapeutische Fachkräfte zu verweisen, die ein tiefer zugrunde liegendes Problem bearbeiten können. Die für die verschiedenen Fragestellungen der interdisziplinären Rehabilitation zuständigen Fachkräfte markieren für die behandelnde Logopädin stets die Aufgabe, eventuell zu „überweisen", den Weg zu bahnen, das spezielle Problem zu erkennen, aber auch die eigenen Grenzen bewusst wahrzunehmen und zu akzeptieren.

Alkoholprobleme

Ein weiteres Beispiel soll die verschiedenen Aspekte verdeutlichen: Ein pensionierter verheirateter Patient hat nach guten ersten Erfolgen in der Stimmrehabilitation der Ösophagusersatzstimme verschiedene Termine abgesagt und erscheint in Therapiestunden oft abgelenkt und wenig motiviert. Die Ehefrau ruft den Logopäden an und berichtet, dass ihr Mann sich zurückziehe und wieder zu „trinken" angefangen habe. Nach einem Gespräch und Absprache mit dem Patienten findet ein Gespräch gemeinsam mit der Ehefrau statt, das zunächst einmal ihre Ängste ernst nimmt, die „reale" Situation analysieren hilft und auf die Möglichkeit der professionellen Hilfe z.B. bei Beratungsstellen hinweist. Es wird klar, dass viele Veränderungen durch die Kehlkopflosigkeit bedingt sind (Verständigungsprobleme) und dass der Patient durch eine auch mit Rückschlägen und Depressionsphasen belastete Zeit gehen wird. In der weiteren Therapie mit dem an sich hoch motivierten Patienten beruhigt sich die Situation wieder. In Rollenspielen und Dialogen wird vermehrt auf den Aspekt der Verständigungsstrategien geachtet. Dem Patienten selbst fällt es weiterhin schwer, die Alkoholprobleme zu thematisieren.

Die verschiedenen Gesprächsformen innerhalb der logopädischen Therapie sollen in Anlehnung an die von Glunz et al. 2004 vorgeschlagene Differenzierung einzeln beschrieben werden.

■ Gespräch zum Einstieg in die Stunde/Übungen

Kontakt, aktuelle Befindlichkeit, Atmosphäre

Es schafft zunächst Kontakt, stellt eine gute Atmosphäre her und behandelt auf lockere Art Themen des Alltags, Hobbys usw. („Warm up", „Small Talk"). Es geht auf die aktuelle Befindlichkeit des Patienten ein. Der Therapeut erhält gleichzeitig Informationen über die aktuelle Symptomatik, wie der Patient geübt hat und welche Möglichkeiten des Alltagstransfers bestehen. Im Weiteren werden in einer Planungsphase gemeinsam mit dem Patienten Ideen und Vorschläge zur Erarbeitung in der Stunde entwickelt (Was soll wann, wie gewichtet, geübt oder besprochen werden?). Durch aktives wertfreies empathisches Zuhören (Kriterien nach Rogers 2002) können Gesprächs- oder Beratungsthemen zu Krebsängsten, einem anstehenden Arztbesuch, Hilfsmittelversorgungsproblemen entwickelt werden. Diese sollten am Ende dieser Planungsphase transparent gemacht werden und mit dem Patienten auf richtiges Verstehen rückgekoppelt werden.

■ Gespräch zu Themen der psychosozialen Situation oder der Emotionen/Befindlichkeit

Beziehung und Begleitung

Diese Gesprächsform ist „partnerschaftlich-therapeutisch" zu beschreiben. Sie lässt Raum für Gefühle des Patienten, spiegelt die Äußerungen des Patienten wider und vermeidet eigene Wertungen aus der Sicht des Therapeuten. Es geht dabei auch mit großer Authentizität des Therapeuten um Anteilnahme und Begleitung des Patienten während der verschiedenen Phasen seiner Rehabilitation und Krankheitsbewältigung. Auch aus der Übungssituation heraus kann sich aus einer Reflexion der Wahrnehmungen ein Gespräch dieser Art oder nur ein Verweilen und „Begleiten" des z.B. weinenden oder resignierten Patienten ergeben. Werden tiefe Gefühle in der Körperarbeit ausgelöst, so muss jeder Therapeut nach seinem Fingerspitzengefühl, seiner klinischen Erfahrung und Weiterbildungskompetenz (z.B. psychoonkologische Zusatzausbildung) entscheiden, wann sich der Punkt der Grenzsetzung zur Psychotherapie ergibt. Soziale und psychische Aspekte gehören zu jeder Art der Stimmtherapie dazu (Clausen-Söhngen 2002), sollten aber verantwortungsvoll rückgemeldet und wieder zur Stimmtherapie und den zu bearbeitenden kommunikativen Handicaps zurückgeführt werden. Dahmer (1992) spricht dabei von **auxiliärer Gesprächsführung**.

■ Symptom- und kontextzentrierte Beratung

Konkretes Anliegen

Ergibt sich ein konkretes Anliegen, z.B. zum Umgang mit Hilfsmitteln, Frage des Wiedereinstiegs in die Arbeit, Tumornachsorge, Probleme mit dem Shunt-Ventil, muss das Anliegen genau geklärt, abgesteckt und auf seine Lösungsmöglichkeiten hin untersucht werden. Dies kann auch bedeuten, andere Fachleute dann konkret mit einzubeziehen und zu vermitteln.

Ein Beispiel: Ein Patient berichtet, dass der Verschluss des Tracheostomas mit dem Finger sehr schwierig sei, auch während der Stunde ist dies nicht zu verbessern. Der Patient soll in einem Gespräch zielgerichtet auf die Möglichkeiten der Epithetik nach Abklärung mit seinem HNO-Arzt/Klinik hingewiesen werden. Eine Broschüre und Abbildungen werden gemeinsam besprochen, Schwierigkeiten und Lösungsmöglichkeiten genau analysiert. Eventuell muss ein Produktberater in der nächsten Stunde mit einbezogen werden oder zunächst mit dem Arzt Rücksprache gehalten werden.

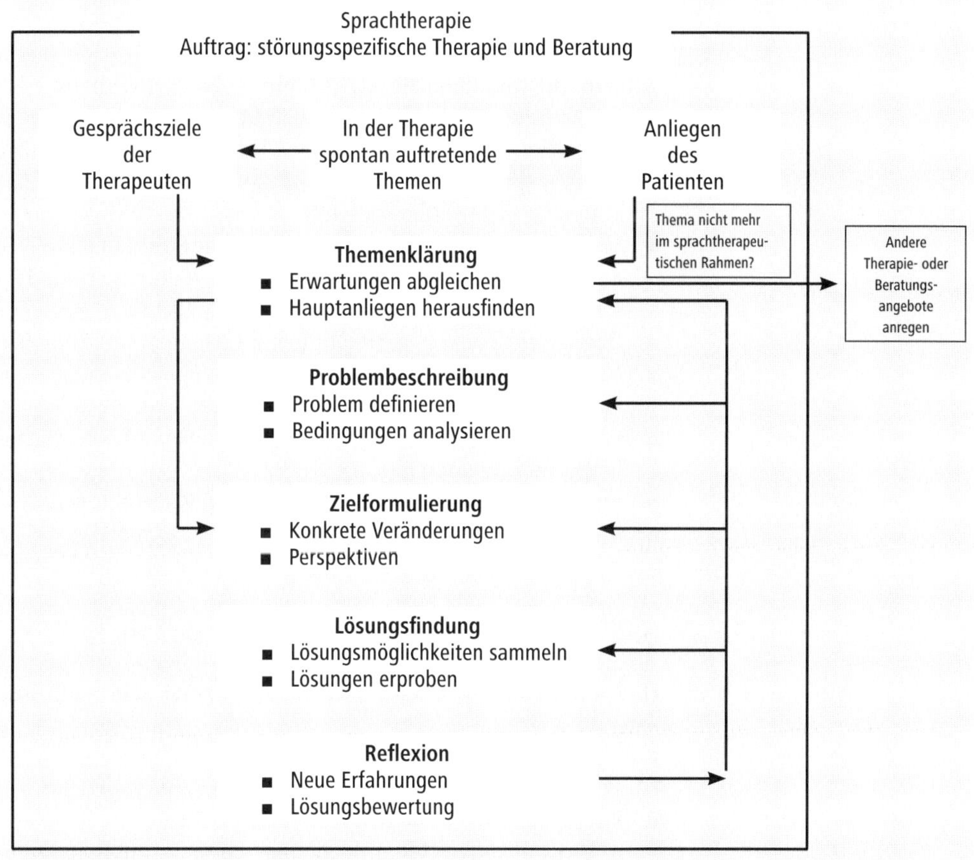

Abb. 6.1: Grundstruktur des Beratungsprozesses (Büttner/Quindel 2005)

Wichtiger Hinweis: Im Ratgeber „Laryngektomie" (Glunz, Stappert 2006) finden Patienten und Angehörige wie auch Fachtherapeuten eine gute Zusammenfassung der wichtigsten Beratungsthemen und Inhalte.

Die Deutsche Krebshilfe stellt in ihrer Reihe „Blaue Ratgeber" kostenloses, sehr detailliertes Informationsmaterial zu allen wichtigen Themen der sozialmedizinischen Rehabilitation nach Krebs zur Verfügung.

Berufsbegleitende Supervision

Zusammenfassend ist festzustellen, dass mit wachsender Berufserfahrung, im interdisziplinären Austausch mit anderen Fachbehandlern und durch die eigene emotionale Auseinandersetzung mit dem ***Thema Krebs und Kehlkopflosigkeit*** *(s. 6.5) die Kompetenzen im Bereich Beratung zunehmen. Eigene Ängste und Gefühle sollten z.B. im Rahmen einer* **berufsbegleitenden Supervision** *reflektiert und bearbeitet werden.*

Allgemeine methodische Aspekte der Gesprächsführung

- Zeit lassen und eigene Ängste und Projektionen beobachten
- Z.B. Krebsdiagnose, Folgen der Erkrankung, Rückschläge offen ansprechen, aber Befindlichkeit und Belastbarkeit des Patienten nicht „strapazieren"
- Spiegeln und „Für-Sprechen" erkennbarer Verhaltensweisen und Empfindungen, die der Krankheitsbewältigung förderlich sind (z.B. Umgang mit Schmerzen, Ästhetik)
- Bezüge zur konkreten Situation und Lösungen verdeutlichen
- Visualisierungshilfen (Abbildungen, Foto/Video) oder sprachliche Metaphern nutzen
- Patientenbedürfnisse akzeptieren und den Verlauf der Behandlung mitbestimmen lassen
- Fürsorgliche Anteile der therapeutischen Rolle betonen
- „Ausbrüche" oder Vermeidungsreaktionen akzeptieren

6.2 Beratungsinhalte und -stationen

Hier sollen in Stichworten die wichtigsten Themen chronologisch benannt werden.

- **Präoperatives Gespräch (s. 6.3, 3.1.1)**
- **Postoperative stationäre Kontakte (s. 3.1.2)**
  - Postoperative Nebenerscheinungen und Funktionsveränderungen
  - Stimmrehabilitation (z.B. Pseudoflüstern; Schrifttafel vorhanden?)
  - Psychosoziale Begleitung (z.B. bei Belastungsreaktionen)
  - **Erstausstattungsset**: Umgang mit Hilfs- und Pflegemitteln (s. 3.4.2)
  - Vorbereitung auf Entlassung aus der Klinik

- Kontakt zum Sozialarbeiter (Themen z.B. Anschlussheilbehandlung, Minderung der Erwerbsfähigkeit, Schwerbehindertenstatus, berufliche Wiedereingliederung)
- Organisation erster ambulanter Termine*

** Für sehr bedeutend erachte ich einen* ***ersten gemeinsamen „ambulanten" Beratungstermin nach der Entlassung mit den Angehörigen****, weil er die Möglichkeit bietet, nach der ersten „Schocksituation" jetzt genauer den gemeinsamen Behandlungsweg und dessen Erfordernisse zu beschreiben. Er motiviert als* ***Startpunkt*** *dazu, dass „etwas Neues" beginnt.*

- **Ambulante Weiterbetreuung (s. 3.1.3)**
  - Vertiefung des Wissens zu allen Aspekten der Stimmbehinderung und Stimmrehabilitation (vgl. Maddalena)
  - Strategien zum Umgang mit der kommunikativen Behinderung (s. 5.1.4, 5.1.8)
  - Krankheitsverarbeitung: z.B. Umgang mit Rückzugstendenzen, verändertem Körperschema, partnerschaftlicher Sexualität
  - Sozialmedizinische Fragestellungen (z.B. Reha-Maßnahmen, berufliche Wiedereingliederung, Alkoholproblematik, s. 3.2)
  - Kontakt zur Selbsthilfegruppe
  - Tumornachsorge
  - Hilfsmittelmanagement

6.3 Das präoperative Gespräch

Die Anforderungen des präoperativen Gesprächs an die Logopädin sind vielfältiger Art. Dies betrifft primär die **inhaltliche Kompetenz,** z.B. die Perspektiven der Stimmrehabilitation oder der funktionellen Veränderungen verdeutlichen zu können, gleichzeitig aber auch die emotionale Situation des Patienten im Gespräch zu berücksichtigen. Im Abwägen und Erspüren dessen, was der Patient wissen muss, aufnehmen kann und was der individuellen Persönlichkeit jedes betroffenen Menschen in dieser existenziellen Situation des Diagnose-Schocks zugemutet werden kann, gestaltet sich letztlich jede Beratung sehr unterschiedlich. Diese kann ein sehr kurzes, eher resignatives bis ablehnendes Gespräch bedeuten oder aber äußerst detailliert auf viele Fragen eingehend in längerem Zeitrahmen verlaufen. Das Maß der Aufklärung und die Inhalte, die vermittelt werden, sollten sich nach den Bedürfnissen des Patienten richten. Dennoch sind auch bei stark ablehnender oder verdrängender Reaktion die wichtigsten Inhalte zu vermitteln.

Es ist wichtig, ***von Beginn an die Angehörigen mit einzubeziehen****, um inhaltliche wie emotionale Unterstützung im psychosozialen Kontext zu garantieren.*
Die Zusammenarbeit mit dem aufklärenden Arzt hilft gemeinsam an einer ***realistischen tragfähigen Entscheidung zur Operation*** *mitzuwirken. Das ist die Hauptzielrichtung des präoperativen Gesprächs.*

Compliance

Die Erfahrung zeigt, dass je intensiver und vertrauensvoller sich die Mitwirkung des Patienten (Compliance) an einer erfolgreichen Rehabilitation in Zusammenarbeit mit dem sozialmedizinischen Team gestaltet, die auch aktive kritische Fragen mit einschließt, desto stärker ist der weitere Verlauf positiv gekennzeichnet. Die vertrauensvolle Beziehung zum ärztlichen Team darf auf keinen Fall gestört werden. Eine frühestmögliche Entscheidung zur Operation, die nach bestehendem Stand der Forschung die beste Behandlungsmöglichkeit bei Kehlkopfkrebs ist, sollte dem Patienten als große Chance verdeutlicht werden.

Eingangsfrage!!!

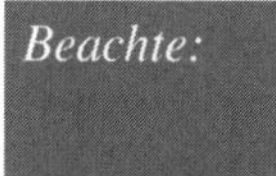

Grundsätzlich muss sich die Logopädin zu Beginn des Gesprächs vergewissern, ob der Arzt dem Patienten die Diagnose und Indikation zur Laryngektomie mitgeteilt hat (offene Eingangsfrage)!

Es ist erforderlich, eine Vertrauensbasis zum Patienten herzustellen. Dies bedingt, dass der Verlauf des Gesprächs nicht ausschließlich an den zu vermittelnden Inhalten orientiert sein sollte, sondern auch Zeit für Trauerreaktionen und emotionale Befindlichkeiten bieten sollte. Die Dauer des Gesprächs sollte wenn möglich offen gehalten sein. Setzt der Patient klare Zeichen, dass er bestimmte Inhalte nicht besprechen will, sollte dies akzeptiert werden. Für ein Einzelgespräch spricht, dass es ihm ohne Angehörige auch leichter möglich sein könnte, seine Gefühle und Ängste zu artikulieren. Die Angehörigen können in einem ohne den Patienten stattfindenden Einzelgespräch auch in ihrer stützenden Funktion eigenständiger angesprochen werden.

Inhalte des präoperativen Gesprächs

- *Prä- und postoperative anatomische und physiologische Gegebenheiten*
- *Notwendige Hilfsmittel*
- *Grundprinzipien der neuen Stimmfunktion (Stimmverlust thematisieren!)*
- *Logopädische Therapie und ihre Möglichkeiten (dabei auch Vorstellung der eigenen Person)*
- *Situation beim Erwachen aus der Narkose*
- *Gespräch mit den Angehörigen*
- *Kontaktaufnahme mit gut rehabilitiertem Kehlkopflosen (Klinikbetreuer)*
- *Ggf. Kontaktherstellung zum Sozialarbeiter*
- *Unterstützung mit Informationsbroschüren*
- *Erste Kommunikationsstrategien (5.1.4)*
- *Anamnese- und Befunderhebung*

***Zusammenfassend** betrachtet bietet das präoperative Gespräch die Möglichkeit, an der akuten Belastungssituation des Patienten teilzunehmen und den Schritt zur OP tragfähig zu machen. Es ist Grundlage für eine Vertrauensbasis in der postoperativen Stimmrehabilitation. Viele Informationen wird der Patient inhaltlich zu diesem Zeitpunkt noch nicht richtig einordnen können, es sollten für ihn **Perspektiven** entstehen. Der **Kontakt mit einem selbst betroffenen Patienten**, der gut rehabilitiert ist und seine Stimme „vorbildlich" einsetzt, sollte unbedingt vor der Operation erfolgen.*

6.4 Angehörige

Erstes Ziel der Angehörigenberatung muss es sein, die Angehörigen durch adäquate Informationen über alle Aspekte der Erkrankung Kehlkopflosigkeit zu stärken, um die Krankheit gemeinsam mit dem Betroffenen zu bewältigen.

- Medizinische Diagnose und Therapiemöglichkeiten
- Stimmrehabilitation
- Psychosoziale Situation (z.B. Kontakte, Depressionen, Ängste, Rückzug)
- Eigene Situation (z.B. Überlastung, Missverständnisse, Ängste)

Ängste der Angehörigen

Eine Angehörige berichtet über die funktionalen Veränderungen nach OP: „Also ich muss Ihnen ehrlich sagen, es war das Geräusch, das andere Atmen. Das ist ja ein Geräusch, das ich nicht kannte. Da bin ich zur Schwester gegangen und habe zu ihr gesagt, ‚kommen Sie mal', ich konnte ihm ja nicht helfen, da sagt die Schwester, ‚Ihrem Mann geht es gut'. Ich sollte ruhig beruhigt sein, also das wär normal. Das war natürlich für mich auch eine kleine Beruhigung. Die Kanüle guckte raus und die Befeuchtungsanlage lief. Da lief alles, da war noch kein Filter davor. Ach, manchmal, wenn er irgendwie aufgeregt ist oder wenn er sehr konzentriert ist, wenn was nicht klappt, dann schnauft er. ‚Heinz' (Name geändert), sag ich, ‚ist doch keiner hinter dir her. Ruh dich aus', und so. Aber ich weiß ja jetzt, das ist nicht schlimm oder keine Beeinträchtigung. Das war ja früher anders. Man wusste ja nicht." (Interview mit dem Autor, Fr. K., Aachen 2005).

Gerade die erste Zeit nach der Operation stellt durch die Veränderungen des Atemweges, der Hygiene und der „Sprachlosigkeit" in der gewohnten Beziehung zum Partner große Anforderungen an die beteiligten Personen. Aber auch im weiteren Verlauf ist jede chronische Erkrankung belastend für alle Beteiligten. Gemeinsame Gespräche, Schwierigkeiten offen, aber verständnisvoll anzusprechen und sich Informationen und Unterstützung von außen zu suchen, bieten Lösungsmöglichkeiten zur Bewältigung.
Die Logopädin sollte die Angehörigen über die Erfordernisse und Ergebnisse der Stimmtherapie informieren, sie für Transferübungen angemessen mit einbeziehen und bei Gesprächen, die psychosoziale Fragestellungen behandeln, mit einplanen. Das Ausmaß und die Art des Einbeziehens sollten auf eine angemessene Art mit dem Patienten abgesprochen werden.

Folgende Verhaltensregeln sind mögliche Strategien zur Erleichterung der Belastungssituation für die Angehörigen

- *Starke Gefühlsschwankungen verstehen und nicht überbewerten*
- *Eigene Befindlichkeit ernst nehmen und Gespräche suchen*
- *Bei Wiederauftreten von Alkoholproblemen professionelle Hilfe (z.B. Anonyme Alkoholiker) nutzen*
- *Kontakte mit der Selbsthilfegruppe aufbauen (Austausch von Erfahrungen)*
- *Die Eigenständigkeit des betroffenen Partners stärken*

6.5 Lebensqualität und Auseinandersetzung mit dem Thema Krebs

Angststörungen/Depressionen

Krebs ist eine Erkrankung, die verstärkt mit Ängsten und Depressionen einhergeht.
„Für Patienten mit Kopf- und Halstumoren werden Häufigkeiten zwischen 17-40 Prozent für Angststörungen bzw. 24-40 Prozent für Depressionen angegeben" (Singer 2002). Nach Schuster et al. 2005 (Gross in Böhme 2006) „war ein hoher Prozentsatz der Patienten trotz objektiver und subjektiver Einschränkung mit der Lebensqualität zufrieden". H. de Maddalena (1988) gibt folgende Bereiche an, die die Lebensqualität beeinflussen: Arbeit, soziale Kontakte, emotionales Wohlbefinden, Überlebensdauer, körperliche Beschwerden, Lebenszufriedenheit und Sexualität.
In diesem Kapitel möchte ich lediglich Themen nennen und Anregungen geben, die in Unterricht, Fortbildung und Lektüre zu vertiefen sind. Der Themenkomplex der Psychoonkologie ist in der Literatur z.B. bei **Simonton**, **Tausch**, **LeShan** und speziell für die Laryngektomie bei **de Maddalena** und in **Kattenbeck** (Hrsg. 1986) detailliert beschrieben. In verschiedenen Phasen durchläuft der Patient den Prozess der Auseinandersetzung mit der Diagnose Krebs (siehe Tab. 6.1 **Modellphasen**).

Weiterführende Literatur: Simonton, Tausch, LeShan, Kattenbeck, de Maddalena

Grundsätzlich ist es m.E. nach sinnvoll, psychotherapeutische Begleitung bei der Bewältigung der Kehlkopflosigkeit und Krebserkrankung zu nutzen. Diese sollte sinnvollerweise direkt in die Klinik integriert sein. Auch **seelsorgerische Betreuung** kann zu Teilen diese Funktion abdecken. Die Fähigkeit neue Kontakte aufzubauen und einen eigenstandigen Umgang mit den Schwierigkeiten zu erreichen, konnte ich in meiner klinischen Praxis bei den gut rehabilitierten Patienten beobachten. Diese **Copingstrategien** werden auch in der o.a. Literatur beschrieben. Jüngere Patienten brauchen dazu mehr Unterstützung (Lee-Preston nach Gross in Böhme 2006). Den Besuch einer Selbsthilfegruppe halte ich für den wesentlichsten Baustein sozialer Integration. Entspannungstechniken (vgl. Simonton 1996; LeShan 1995) und Meditationsübungen tragen effektiv zur Gesundung bei. In der logopädischen Therapie nutze ich dazu Tonaufzeichnungen der in der Therapie durchgeführten Übungen, die der Patient zu Hause weiterverwenden kann. Reha-Maßnahmen mit Integration von Gruppentherapien, physiotherapeutische Entspannung und Tonusregulierung und psychologische Einzelgespräche bahnen den Weg für eine Verbesserung verschiedenster Faktoren von Lebensqualität.

Coping = aktive Krankheitsbewältigung

Phase	Gefühle	Lösungswege
Schock	„Sich-betäubt-Fühlen", überwältigende Eindrücke	Unterstützung, Trost und Motivation
Auseinander-setzung	Existenzielle emotionale Auseinanderset-zung (Wut, Trauer, Angst etc.)	Empathie und Akzeptanz aller Gefühle
Reaktionen	Zunehmend realistischere Auseinanderset-zung mit dem eigenen Schicksal und der Umwelt	Aktive Rehabilitation und Beratung
Integration	Lebenszuversicht und Reifung	Partnerschaft und soziale Integration

Tab. 6.1: Modellphasen der Auseinandersetzung mit der Diagnose Krebs (n. Marek 1999)

Erarbeitungsfragen/Lerntipps zu 6:

1. Was muss die Logopädin unbedingt vor dem präoperativen Gespräch wissen? Wie lautet die „Eingangsfrage"?
2. Welche Gesprächsformen in der logopädischen Therapie kennen Sie?
3. Beschreiben Sie die Inhalte und Zielsetzung des präoperativen Gesprächs. Welche Möglichkeit bietet dieses Gespräch außerdem?
4. Wer kann Sie in der Beratung der Angehörigen entlasten?
5. Welche Berufsgruppe ist für die Beratung zur sozialmedizinischen Rehabilitation zuständig und oft psychoonkologisch geschult?
6. Welche Probleme können auf dem Rehabilitationsweg auftreten?

Nutzen Sie Rollenspielsituationen und das „reflektierende" Gespräch, um sich mit der emotionalen Seite des Themas Kehlkopflosigkeit und Krebs zu beschäftigen.
Im ***Unterricht*** *sollte Zeit z.B. für Selbsterfahrungsübungen, Gespräche und „stärkende" Angebote wie Lockerungs- oder Meditations- und Visualisierungsübungen gegeben werden. Eigene Strategien oder Vorstellungen von Gesundheit und Lebensqualität sollten reflektiert und erlebbar gemacht werden. In der logopädischen Berufspraxis hat es sich als sinnvoll erwiesen, die Arbeit mit kehlkopflosen Patienten mit* ***Supervision und kollegialem Austausch*** *zu begleiten. Als aktuelles Beispiel soll hier auf die psychosoziale Fortbildung PSYKOL in Zusammenarbeit der Universität Leipzig und der deutschen Krebshilfe hingewiesen werden, die in 4 Blockveranstaltungen im Jahre 2007 die Handlungskompetenzen onkologisch tätiger Logopäden und Sprechwissenschaftler „im System Krebs und Lebensqualität" verbessern möchte (www.uni-leipzig.de, Stichwort PSYKOL).*

7.1 Logopädischer Befundbogen

Name: ______________________ Untersuchungsdatum: ______________
Geb.-Datum: ______________________ Untersucher: ______________
Anschrift: ______________________
____
Telefon: ______________________

Überweisender Arzt: ______________________
Hausarzt: ______________________
HNO-Arzt: ______________________
Med. Produktberater/Firma: ______________________

1 Medizinische Befunde

Medizinische Diagnose: ______________________

Klassifikation: T_____ N_____ M_____ Grading ___ ______________________

Operation am: ______________ Klinik: ______________________

OP-Bericht/Entlassungsbericht liegt vor: □ ja □ nein □ angefordert

Neck dissection: □ nein □ elektiv □ radikal □ rechts □ links

Bestrahlung: □ ja □ nein Anzahl ________ von ________ bis ____________

Chemotherapie: □ ja □ nein ______________________

Trachealkanüle: □ ja □ nein ______________________

Shunt-Ventil: □ ja □ nein ______________________

Hör-/Sehvermögen: ______________ Zahnstatus/Prothese: ______________

2 Anamnese

2.1 Allgemeine Krankengeschichte

(Vorerkrankungen/Operationen, bestehende Erkrankungen und Behinderungen, Allgemeinzustand, Zustand der Atemorgane)

____

____

2.2 Spezifische Krankengeschichte

(Erstsymptome/Entstehungsgeschichte, Komplikationen, Beschwerden, Noxen, Nikotin- und Alkoholkonsum, Krebserkrankungen in der Familie)

____

____

Logopädischer Befundbogen **- 2 -** **Laryngektomie**

2.3 Bisherige Behandlungen/sonstige therapeutische Maßnahmen

(Reha-Maßnahmen, Krankengymnastik, Lymphdrainage, logopädische Therapie)

____

____

____

____

2.4 Sozio-ökonomische Situation

(Beruf, Familie, Interessen/Hobbys, Schulbildung, sozialrehabilitative Situation z.B. Krankschreibung, Arbeitswiedereinstieg, Berentung, MdE, Schwerbehindertenstatus, finanzielle Situation)

____

____

____

____

2.5 Auswirkungen funktioneller Faktoren

(Hilfsmittelversorgung, Beeinträchtigung der Berufsausübung, Schwierigkeiten bei der Nahrungsaufnahme, Schwierigkeiten bei der Hygiene, Pflege und Versorgung, Auswirkungen auf Interessen/Hobbys)

____

____

____

____

2.6 Spezifische Kommunikationsprobleme

(Probleme bei der Verständigung, z.B. beim Einkaufen, in Notsituationen, Umgang mit dem Telefon, Akzeptanz und Umgang des Patienten und der Angehörigen/des sozialen Umfeldes mit den kommunikativen Veränderungen, Informationsstand, Therapiemotivation)

____

____

____

____

2.7 Psychosoziale Situation

(Verarbeitung der Krebserkrankung und der Stigmatisierung durch die postoperativen Veränderungen, Reaktionen des Patienten und der Angehörigen auf die Belastungssituation, Möglichkeiten der Entlastung, Selbsthilfegruppe, Suchtproblematik)

____

____

____

____

Logopädischer Befundbogen **- 3 -** **Laryngektomie**

3 Stimm- und Sprechstatus

3.1 Ösophagusstimme

Ösophagustonproduktion

Ruktus:

□ **möglich** □ nicht möglich □ unwillkürlich □ willkürlich □ Vorerfahrungen

Methode der Ösophagusluftaufnahme:

□ Injektion □ Inhalation □ Verschlusslautinjektion

Stimmbeurteilung

Klangqualität/Verständlichkeit:

sehr gut □ □ □ □ □ schwer verständlich, stark eingeschränkt

Max. Phonationsdauer pro Ölau: auf /a/ (bzw. /o/, /papapa.../) _______ sec.

Lautstärke: □ **norma**l □ leise □ laut □ schwankend

Modulation: □ **natürlich** □ erweiterbar □ sehr gering

Sprechleistung

In der Übungssituation:

□ Silben □ einzelne Wörter □ kurze Sätze □ kurze Gespräche
□ längere Unterhaltungen

In der Spontansprache:

□ Silben □ einzelne Wörter □ kurze Sätze □ kurze Gespräche
□ längere Unterhaltungen

Sprechtempo beim Lesen eines Textes:_____________ Wörter/min.

Nebengeräusche/Anstrengung:

Keine □ □ □ □ □ starke Atmungs-/Zungenpumpgeräusche, starke Anstrengung

Akzeptanz, Besonderheiten:____

Spezielle Testergebnisse (z.B. PLTT nach Zenner/Pfrang; SSPI nach Kürvers):

____

Logopädischer Befundbogen **- 4 -** **Laryngektomie**

3.2 Shunt-Ventil

Shunt-Ventil-Versorgung: Typ ________________________ seit: ______________

□ primär □ sekundär □ Neoglottis □ **kein** Shunt-Ventil

Art des Tracheostomaverschlusses:

□ **o.B.** □ unzureichend □ digital □ Tracheostomaventil

Handhabung/Pflege/Verweildauer, Probleme: ________________________________

Stimmbeurteilung

Tonproduktion:

□ **mühelos** □ erhöhter Anblasedruck □ gepresst □ störende Nebengeräusche

Klangqualität/Verständlichkeit:

sehr guter Klang □ □ □ □ □ Ton versiegt oft, schwer verständlich

Max. Phonationsdauer: auf /a/ ______ sec.; auf /o/ _____ sec.; beim Zählen ____ sec.

Lautstärke: □ **normal** □ leise □ laut □ schwankend

Modulation: □ **natürlich** □ erweiterbar □ sehr gering

Sprechleistung

In der Übungssituation:

□ Silben □ einzelne Wörter □ kurze Sätze □ kurze Gespräche
□ längere Unterhaltungen

In der Spontansprache:

□ Silben □ einzelne Wörter □ kurze Sätze □ kurze Gespräche
□ längere Unterhaltungen

Sprechtempo beim Lesen eines Textes:_____________ Wörter/min.

Länge der Sprechphasen: □ **atemrhythmisch angepasst** □ überzogen

Akzeptanz, Besonderheiten: ____

Spezielle Testergebnisse (z.B. PLTT nach Zenner/Pfrang; SSPI nach Kürvers):

____

Logopädischer Befundbogen **- 5 -** **Laryngektomie**

3.3 Elektronische Sprechhilfe

Versorgung mit Typ: ______________ seit ____________ □ kein Gerät

Einstellung des Gerätes: □ **o.B.**
Problembereich:
□ Tonhöhe □ Lautstärke □ techn. Zustand

Ansatzstelle: □ **o.B.**
Problembereich:
□ Hals □ Wange □ nicht möglich, unsicher,
weil ____

Akzeptanz, Informationsstand, allgemeine Handhabung:

____

Stimm- und Sprechstatus

Klangbeurteilung/Verständlichkeit:

sehr gut, präzise Artikulation □ □ □ □ □ ungenügende Verständlichkeit

Koordination Tongebung/Sprechen:

□ **o.B.** □ asynchron □ auffällige Tongebung/Sprechphaseneinteilung

Sprechtempo:

□ **normal** □ reduziert □ erhöht

Einsatz Betonungstaste:

□ **adäquat** □ notwondig □ nicht crfordcrlich

3.4 Allgemeines Kommunikationsverhalten und Verständigungsstrategien/ Präoperativer Status

Schrifteinsatz: □ **nicht notwendig** □ erforderlich □ nicht möglich

Pseudoflüstern: □ **angemessen** □ überanstrengt □ unzureichend

Einsatz von Mimik/Gestik: □ **adäquat** □ reduziert □ übersteigert

Blickkontakt: □ **zugewandt** □ verhalten □ fixiert

Präoperativer Stimm- und Sprechstatus:
(z.B. Sprechtempo, Stimmklang, Prosodie, Artikulation, Dialekt, Muttersprache):

____

Gesamteindruck/Besonderheiten: ____

Logopädischer Befundbogen **- 6 -** **Laryngektomie**

3.5 Assoziierte Bereiche

Mundmotorik/Artikulation: □ **o.B.** □ reduziert ________ □ übersteigert________

Orofazialer Befund: □ **o.B.** □ auffällig ______________________________

Tonus: **o.B.** □ □ □ □ □ stark auffällig

____

Atmung: **o.B.** □ □ □ □ □ stark auffällig

____

4 Interpretation und Zusammenfassung der Untersuchungsergebnisse

4.1 Störungs- und Therapieschwerpunkte

Pseudoflüstern	
Ösophagusstimme	
Shunt-Ventil	
Elektronische Sprechhilfe	

4.2 Zusammenfassender Befund

____

____

____

4.3 Weiteres Vorgehen/empfohlene Zusatzuntersuchungen

____

____

____

7.2 Therapiematerial

Das vorgestellte Material liefert keine vollständigen Wortlisten, sondern typische Items, die vom Therapeuten oder Patienten individuell ergänzt werden können. Sie können zur Erarbeitung des Pseudoflüsterns bzw. der Artikulation sowie aller Ersatzstimmen genutzt werden. Lange Vokale sind fett gekennzeichnet (längerer Ö-Ton). Es ist von leichten zu schwierigeren Items alphabetisch gegliedert. Durch Vorsetzen eines Artikels können leicht Mehrsilber gebildet werden. Es empfiehlt sich, die einzelnen Wörter auf Karteikärtchen zu übertragen.

Einsilber

Einsilber/Vokal- und Umlautanfang (Ö-Stimme, Inhalationsmethode)

/a/ **Aa**l, **Aa**s, acht, **A**hn, als, Amt, Angst, Arzt, As, Ast
/e/ echt, Eck, Elch, elf, ernst, erst, es
/i/ ich, **ih**m, **ih**n, **ih**r, im, in, irr, ist
/o/ ob, **O**bst, och, Ochs, oft, **O**hm, **O**hr, Ort, Ost
/u/ uff, **U**hr, Ulf, Ulk, um, uns, und, ums

Umlaute und Diphthonge: auch, auf, aus, Ei, Eid, eil´, ein, eins, Eis, euch, Öhr, Öl, üb´, übt

Einsilber/Konsonantanfang (Ö-Stimme, Injektionsmethode)

/p/ P**aa**r, Pakt, P**a**pst, P**a**rk, p**a**rkt, passt, Pass, Pech, p**ei**lt, P**ei**n, Pelz, Pepp, per, Pest, p**ie**p, P**ie**r, P**ie**t, piff, Pilz, pink, pitsch, P**o**, poch, pocht, P**o**l, p**o**lt, Pomp, P**oo**l, Post, Pott, Puck, Punkt, pur, Putsch, putzt
/t/ tack, T**a**g, t**a**gt, Takt, T**a**l, Talg, Tank, Tanz, tanzt, T**a**t, Tau, T**ee**, T**ee**r, Teil, teilt, teils, Terz, Test, Text, t**ie**f, T**ie**r, Tic, Tipp, tippt, T**o**d, Topf, T**o**n, Topp, T**o**r, tropft, T**u**ch, Tuff, t**u**n, Turm, tupft, Tusch, t**u**t, Tüll, T**ü**r, T**y**p
/k/ Katz´, Kamm, Kampf, Kalb, Kap, kann, Kaff, K**a**hn, k**a**m, k**a**hl, K**e**rl, Kelch, K**e**rn, kess, kennt, Keks, Kitt, kitsch, Kinn, Kind, K**ie**l, K**ie**s, Koch, Kork, komm´!, kommt, K**o**rn, Kost, K**o**hl, K**o**t, K**o**ks, k**u**rz, K**u**rt, Kuss, Kunst, K**u**h, K**u**r, c**oo**l, k**ü**hl, K**ü**r, küsst, k**ü**hn, k**au**m, Kauf, Keil, kein
/b/ ba!, Ball, B**a**rt, Bast, B**ee**t, Bett, Biss, Bob, Bock, bo!, B**oo**t, Butt, Bus
/d/ d**a**, Dachs, Dampf, Dank, Deck, dicht, D**ie**b, Docht, Duft, dumm, Dunst, Durst
/g/ g**a**b, Gag, Gans, G**a**s, Gast, Gaul, Geld, gib´, Gicht, Gips, Gott, gut
/f, pf, w/ Fass, fast, Faust, v**ie**l, F**u**ß, Pf**a**d, Pfand, Pfau, Pfeil, Pfiff, Wald, Wind

Klinger

Laub, lauf´, Luft, M**a**l, Mann, Maul, mit, M**o**hn, na, nein, neun, n**ie**, n**u**n, Ball, P**o**l, dumm, Film, Kamm, Lamm, R**o**m, lang, Rang, Ding, Gong, Dung

Schwierigere Laute/Lautverbindungen

/s, ss/ S**aa**l, s**a**ß, Sau, Seil, Sekt, sie, Bass, Boss, Bus, Eis, Kuss, muss

/sch/ Sch**a**l, Schatz, sch**ie**f, Schock, Sch**u**h, Busch, Fisch, lasch, Tasche, Tisch

/tss/ zack, Z**a**hl, Zaun, Z**e**h, Zeit, Zinn, Z**oo**, z**u**, Platz

/j/ j**a**, Jacht, J**a**gd, J**a**hr, j**e**, J**o**d, jung, Jux, oje

/ch1, ch2/ ich, Milch, Teich, weich, Bach, Dach, B**u**ch, T**u**ch

/r/ Rad, Ralf, rau, R**e**h, Reis, Riss, r**o**h, Rolf, r**o**t, R**u**f, R**u**hm

/h/ H**aa**r, Halt, Hans, Hass, Haus, Heft, Heiß, Hemd, H**o**f, Hund

Konsonantenverbindungen

Blatt, Blei, Bl**u**t, br**a**v, Br**ie**f, Br**o**t, Br**u**t, drei, Fl**u**g, Frau, fr**o**h, Gl**a**s, Gn**u**, grau, Greis, grün, klar, klein, Klub, Knall, Krebs, Kreis, Pferd, platt, plus, Pracht, Preis, pr**o**, Qualm, schlimm, Schnee, Stadt, Str**o**m, Treue

Einsilbige Ausrufe

Ach!	**Au**!	D**u**!	H**e**h!	Halt!	G**e**h!	Guck!
Iih!	H**o**h!	Hopp!	Huh!	L**o**s!	Ja!	
Nein!	Mann!	Mensch!	Jetzt!	S**o**!	Und?	Pr**o**st!
Na?	W**o**!	Wie?	Weg!			

Kleine Äußerungen von Einsilbern bis Fünf- oder Mehrsilbern

Wie geht´s? Geh weg. Lass das! Bis dann. Es zieht! Auf und ab. Ein und aus. Ab und zu. Dann und wann. Um acht Uhr. Um elf Uhr. Ulf isst Eis. Auch ich bin da. Auf einem Ast. Alles ist gut. Guten Tag! Das schmeckt gut! Wie bitte? Dies und das. Jetzt reicht es! Mir geht´s gut. Auch Otto übt. Uli aß Obst. Anna ist im Zoo. Auf ein Wort. Dann und wann. Jetzt aber los! Ich bin müde. Oh, es geht doch. Durch dick und dünn. Berg und Tal. Ich kann das nicht. Wie spät ist es? Entschuldigung. Aller Anfang ist schwer. Verstehen Sie mich? Ich möchte ein Brot. In Ulm und um Ulm herum. Es geht nicht alles auf einmal. Das mache ich nicht mit.

Wortreihen

Zahlen (eins, zwei, drei ...)
Wochentage (Montag, Dienstag ...)
Monate (Januar, Februar ...)
Äußerungen stufenweise aufbauen: Ich ... Ich kann ... Ich kann das ... Ich kann das nicht

Vom Ein- zum Zweisilber
lieb-lieber Mann-Männer Ast-der-Ast, ein-Ast

Zweisilber

Zweisilber mit Vokalanlaut (Inhalationsmethode)
Ab-lauf, Auf-lauf, Ein-fall, Un-fall

Zweisilber mit Plosivanlaut (Injektionsmethode)
Pa-pier, Po-kal, Te-ppich, Ka-kao

Dreisilber

Verschlusslautanfang
Papagei, Papierkorb, Tablette, Tomate, Trompete, Taschentuch, Kandidat, Kurklinik, Kakadu, Badetag, Duplikat, Dunkelheit

Vokalanfang
Arbeitsplatz, Apfelsaft, Ententeich, ekelhaft, Explosion, Inhaber, Infektion, Innenohr, Ofenrohr, Operngsglas, Obstsalat, Uniform, Unikat

Verständlichkeitstraining mit schwierigeren Anforderungen
Zur Motivationssteigerung sind die Angehörigen mit einzubeziehen, die mit/ohne Lippenablesen die Verständlichkeit durch Wiederholung des Gehörten rückmelden können. Telefontraining kann mit eingeführt werden. Blickkontakt, Mimik und Gestik erleichtern die Verständlichkeit. Der Patient sollte viel (vor)lesen. Tonbandaufnahmen können die Genauigkeit der Eigenkorrektur erhöhen.

- Personalien sprechen (Mein Name ist ...)
- Wohnort
- Telefonnummer
- Jahreszahlen (z.B. 1923 = neun-zehn-hun-dert-und-drei-und-zwan-zig, 9 Silben!)
- Lottozahlen ansagen (5, 17, 23, ... und Zu-satz-zahl ...)
- Minimalpaare (s. unten)
- Fremdwörter

- „Zungenbrecher“ (z.B. Fischers Fritz)
- Vor- und Nachnamen
- Berühmte Persönlichkeiten
- Quizspiele (Wörter zu Begriffen mit Anlautvorgabe finden, wie „Stadt-Land-Fluss“)
- Sprichwörter
- Kleine Gedichte
- Kinderbuchtexte für kleine „Enkelkinder“
- Rollenspiele mit kurzen Äußerungen (z.B. Bäcker, Besuch, Fahrkartenkauf; den Dialog gemeinsam entwickeln, aufschreiben; zunächst lesen, dann Rollenspiel)

Minimalpaare

Langer/kurzer Vokal

Beet-Bett	beten-Betten	bieten-bitten	bog-Bock
bucht-Bucht	buhlen-Bullen	Floß-floss	Heer-Herr
hob-hopp	ihn-in	ihm-im	Kahn-kann
lahm-Lamm	liest-List	log-Lok	Miete-Mitte
Mus-muss	Wahl-Wall	Saat-satt	Schal-Schall
Weg-weg!	schief-Schiff	Sohlen-sollen	Ruhm-Rum
spuken-spucken	Stiel-still		

Vokaldifferenzierung

Alf-Ulf-elf	Ast-Ost-esst-ist
Eis-aus-Aas-ess!	Ahr-Ehr´-ihr-Öhr-Eier
Bein-Bahn-bauen	beim-Baum
Frau-froh	Gabel-Giebel
Kamm-komm-kaum-Keim	Kohl-Keil-kahl-Kiel-cool
Kippe-Kappe-Kuppe	Laub-Lob-Leib-lieb-leb!
Laube-lobe-Liebe-lebe	leis´-las-lies-Löss-les´!
Leim-lahm-Lehm	List-Last-Lust
Male-Meile-Mole-Mühle-Mehle	
Moos-Maas-Mus-mies-Mais-Maus	
Paul-Pol-Pool	Pfahl-Pfeil-Pfuhl
Post-Pest-passt	Puppe-Pappe
rot-Rad-red´!	Ruhm-Rahm-Reim
Saal-Seil-Seele-Suhle-Sohle	
Sonne-Sinne-Senne-Sahne-Söhne	
Spitz-Spaß	tot-Tat-tut-Typ-taub
Ohr-Uhr	Ulm-Alm-Olm
um-am	war-wer-wir
Wahl-wohl-weil	weißt-wüst-West-wisst
Wurm-warm	

Konsonantendifferenzierung (inkl. stimmhaft/stimmlos)

Bast-passt	Bass-Pass
Bein-Pein	Bitte-Mitte-Gitte-Sitte
Dach-Fach-mach!	Glauben-klauben
Gabel-Kabel	Garten-Karten
gern-Kern	Greis-Kreis
Kunst-Gunst	Keil-geil
Kind-Wind-Rind	Schild-Bild-Wild
Teer-der	Test-Pest-Nest
Topf-Kopf	Wahl-Pfahl
was-Fass	Wein-fein
Zelt-Welt-Feld	schlugen-schlucken
lügen-Lücken	Regen-recken
nagen-Nacken	Alge-Falke

Rhein-Bein-dein-sein-kein-Stein-mein-Schein-Schwein-Pein-fein-klein-Hain-nein-ein

Betonungs- und Lautstärketraining

In diesen Übungen muss zunächst die Hörwahrnehmung für die Betonung geschult werden. In den Übungen Betonungen markieren (hier: fett). Unterstützend können Mimik, Gestik und Körpersprache eingesetzt werden.

Wanderschuhe Ta**pe**te Apfel**si**ne Kapi**tän** Marme**la**de
Bitte **lass**´das! Ent**schul**digung! Wo kommst du **her**?
Das mache ich nicht! **Schlaf** gut!
So geht das **nicht**! **Komm**, mach mit!
Hilf´ mir doch mal!

Verschiedene Betonungen einsetzen (und im Dialog üben): Kommst du heute? – Das ist mein Auto! – Ich fahre gleich nach Aachen. Wer kann mir helfen? Wer **ist** da? Was machst **du** denn? Ist das dein **Ernst**? Das ist aber **schön**!

Kleine Texte

Der Frosch sah einen Ochsen. Der Ochse graste am Bach. Da sagte der Frosch: „Ich bin so groß wie der Ochse“. Die anderen Frösche lachten. Da sagte der Frosch: „Pass auf! Bald bin ich so groß.“ Der Frosch blies sich auf. Da gab es einen Knall. Der Frosch war zerplatzt.

Die Ameisen (J. Ringelnatz)
In Hamburg lebten zwei Ameisen,
die wollten nach Amerika reisen.
Bei Altona auf der Chaussee
da taten ihnen die Beine weh,
und da verzichten sie weise
dann auf den letzten Teil der Reise.

Der Nordwind und die Sonne
(auch als Lesetext für Diagnostik)

Einst stritten sich Nordwind und Sonne, wer von ihnen beiden wohl der Stärkere wäre, als ein Wanderer, der in einen warmen Mantel gehüllt war, des Weges kam. Sie wurden einig, dass derjenige für den Stärkeren gelten sollte, der den Wanderer zwingen würde, seinen Mantel abzunehmen. Der Nordwind blies mit aller Macht, aber je mehr er blies, desto fester hüllte sich der Wanderer in seinen Mantel ein. Endlich gab der Nordwind den Kampf auf. Nun erwärmte die Sonne die Luft mit ihren freundlichen Strahlen, und schon nach wenigen Augenblicken zog der Wanderer seinen Mantel aus. Da musste der Nordwind zugeben, dass die Sonne von ihnen beiden die Stärkere war.

Liste der hundert häufigsten Wörter der deutschen Sprache (nach Kürvers 1997)

die	nach	einer	sehr
der	wie	mir	selbst
und	im	über	schon
in	für	ihm	hier
zu	man	diese	bis
den	aber	einem	habe
das	aus	ihr	ihre
nicht	durch	uns	dann
von	wenn	da	ihnen
sie	nur	zum	seiner
ist	war	zur	alle
des	noch	kann	wieder
sich	werden	doch	meine
mit	bei	vor	Zeit
dem	hat	dieser	gegen
er	wir	mich	vom
es	was	ihn	ganz
ein	wird	du	einzelnen
ich	sein	hatte	wo
auf	einen	seine	muss
so	welche	mehr	ohne
eine	sind	am	eines
auch	oder	denn	können
als	um	nun	sei
an	haben	unter	ja

Wort- und Satzliste (zum PLTT, s. 4.3.1)

Aal, Aas, Arm, Bach, Bank, Bart, Baum, Blatt, Blick, Block, Braut, Bruch, Busch, Dach, Dank, Darm, Dienst, Dorf, Durst, Erz, Fall, Farm, Feld, Fels, Fest, Fleck, Floh, Frosch, Furcht, Gang, Geist, Glas, Glied, Glut, Gras, Hang, Hecht, Hemd, Herr, Hohn, Holz, Huf, Hund, Kamm, Kerl, Kern, Knie, Kranz, Kuchen, Kuh, Kunst, Lachs, Lamm, Lärm, Lauf, laufen, Leim, Los, Mann, Mark, Maus, Meer, mich, Mist, Mönch, Moos, Neid, Note, Nuss, Pass, Pfau, Prinz, Punkt, Raum, Reich, Reif, Rest, Ring, Rohr, Ruß, Schein, Schiff, Schlag, Schlauch, Schloss, Schnee, Schopf, Schreck, Schrift, Schutz, Spiel, Spind, Spott, Star, Stein, Sand, Stich, Stift, Stock, Stroh, Tal, Tat, tauschen, Teich, Teig, Torf,

Tracht, Traum, Wehr, Weib, Werk, Wind, Wolf, Wort, Wuchs, Wurf, Wut, Zahl, zanken, Zelt, Ziel, Zweck

Geld allein macht nicht glücklich. Böse Menschen verdienen ihre Strafe. Mittwoch kommt uns Besuch passend. Ich bin nicht nass geworden. Unsere Eltern tanzen Wiener Walzer. Lärmt nicht, Jungs, Vater schreibt! Wer weiß dort genau Bescheid? Er geht links, sie rechts. Leider ist dies Haus teuer. Dienstag wieder frisch gebrannte Mandeln. Heute jeder Platz: Eins fünfzig. Nervöse Menschen brauchen viel Ruhe. Unser Treffpunkt: Zwei Uhr am Neumarkt. Gegen Abend wird´s kühl. Adolf möchte Lehrer werden. Iss´ Dein Essen nie hastig! Diese Kleider findet Inge herrlich. Bist Du sehr kalt geworden? Ursel weint, aber Heinz lacht. Stehend macht man seine Aussagen. Diese Durchsage ist ohne Gewähr. Hauptsache: Gesund und glücklich. Wie finden Sie meinen neuen Hut? Lass´ bitte das Licht brennen! Nehmt doch Butter zum Brot! Öfen brauchen Kohlen und Briketts. Heute jeder Strauß Blumen zwei Mark. Du begrüßt erst Deinen Gast. Wir werden Euch nie vergessen! Darf ich Deine Schleife binden?

7.3 Lösungen Erarbeitungsfragen

Wenn die Erarbeitungsfrage nicht aufgeführt ist, finden Sie die Lösungen über die **Marginalienleiste** bei der inhaltlich passenden Textpassage.

Kapitel 2
1.: länger als 3 Wochen; **2.**: s. 2.1.1; **3.**: 50-70 Jahre; **6.**: s. 2.1.2; **7.**: s. 2.1.3; **8.**: glottisches Karzinom, bis 90% bei T1/T2; **9.**: 10-14 Tage nach OP; **12.**: s. 2.2.4.

Kapitel 3.1.-3.3
5.: Klinikbetreuer; **6.**: in der Regel 1 Jahr; **7.**: s. 3.1.2, behutsam, einfache Übungen, nicht überfordern, Vorsicht: Wundheilung, primäre Betreuung durch Krankenpflege

Kapitel 3.4
2.: nicht stimmhaft, meist durch tracheostomales Geräusch ersetzt; **3.**: nein; **4.**: Pusten, Schlürfen nicht möglich; **5.**: s. a. 5.9.4; eine gesiebte Trachealkanüle, weil die Luft zum Shunt-Ventil umgelenkt werden muss; **8.**: Arzt, Medizinischer Produktberater, Epithetikerin, um eine Abdichtung mit passender Kanüle, Buttons usw. zu erreichen; **9.**: Ersatz der Nasenfunktion; **11.**: Pflegepersonal; **12.**: Medizinischer Produktberater

Kapitel 3.5
3.: soziale Kontakte, Information zur Stimmerkrankung, intensive logopädische Betreuung; **5.**: nein, erschwerend: Lebensalter, Hörfähigkeit, organisch-funktionelle Beeinträchtigungen; **6.**: Pseudoflüstern/Artikulation, leichte Tonus- und Atmungsarbeit; **9.**: ja; **11.**: ☺ Tab. 5.1, S. 63

Kapitel 5.1
2.: s. 5.1.1; **3.**: s. 5.1.4; **4.**: Stimmverstärker; **5.**: Notfallausweis mit Hinweis auf Halsatmung, evtl. Beatmungstrichter; **6.**: s. 5.1.3

Kapitel 5.2-5.7
1.: s. 5.2; **2.-4.**: s. 5.7; **5.**: Atemvertiefung durch Zwerchfellabsenkung, Tonusaktivierung für Ö-Tonproduktion; **6.**: HME-Stomafilter („künstliche Nase")

Kapitel 5.8
3.: s. Tab. 5.1, S. 63; **4.**: s. 5.8.4, Erniedrigung des Ösophagusdrucks durch eher ansaugende, weitstellende Funktion im Bereich obere Ösophagusöffnung (Sphinktermuskel, OÖS). Die Speiseröhre setzt zu viel Druck der Aufnahme entgegen (= erhöhter Ösophagusdruck); **5.**: Der Patient nutzt die Inhalationsmethode.

Er muss seinen Ösophagusdruck erhöhen. Dies kann er z.B. durch aktivierte Körperbewegungen vom Körper weg (Druckaufbau, Exspirationstendenz), damit die Luft nicht so leicht eingesaugt wird.; **6.**: Injektionsmethode; **7.**: nicht beschleunigungsfähig, zu tief gehende Ölau; **8.**: s. 5.8.6; **9.**: nach der Ausatmung; **10.**: Ölau synchron mit Einatmung, dann Ausatmung nach Ölab; **11.**: Inhalation; **12.**: die Ölab ist bei allen Methoden im Prinzip gleich, sie findet nur an anderer Stelle im Atemablauf statt; **13.**: irgendwie Luft in den Ösophagus hinein und hinaus zu befördern, d.h. die Bereitstellung adäquaten Ösophagusdruckes für Ölau und Ölab; **14.**: gehäuft willkürliche Ö-Töne, Tendenz oder eindeutig Methode der Ölau erkennbar; **15.**: s. 5.8.6; **16.**: z.B. Eifel, Angel, Oma; **17.**: s. 5.8.6 Abschnitt 4; **18.**: s. 5.8.8; **19.**: Pa-kete-LHP-geben-Sie-LHP-bitte-LHP-hier ab!; Injektion/V-Injektion; **20.**: Eigenerfahrung, Videobeobachtung von Sprechern, Tab. 5.2

Kapitel 5.9

1.: s. 5.9.1; **2.**: s. 5.1.2, Tab. 5.1; **3.**: ja; **4.**: tracheo-ösophageale Luftlenkung der Lungenluft; **5.**: gesiebte Kanüle, wegen Luftumlenkung, digitaler oder automatischer Ventilverschluss ist möglich; **6.**: s. 5.9.4; **7.**: s. 5.9.8; **8.**: s. 5.9.3; **9.**: s. 5.9.8; **10.**: s. Tab. 5.5, S. 133; s.a. 5.9.9; **11.**: s. Tab. 5.5; **12.**: mit Tracheostomaventil (Freehands), s. 5.9.4

Kapitel 5.10

2.: Notsituationen, Telefon, Entlastung aus der ersten Stimmlosigkeit; **3.**: s. 5.1.2, Tab. 5.1; **4.**: kein gleichmäßiges Anliegen der Membran an der Ansatzstelle; **5.**: Mundrohr mit Schraubkappenadapter; **6.**: Therapeut führt Gerät, Spiegelbeobachtung; Automatisierung durch An- und Absetzen; **7.**: Hörtraining; **8.**: Vorstellung leise zu sprechen oder flüstern; **9.**: 3-7 Wörter; **10.**: Wortkarten einsetzen, diese einzeln bearbeiten

Kapitel 6

1.: s. 6.3; „Was ist Ihnen schon mitgeteilt worden?" (Aufklärungsstand); **2.**: s. 6.1; **3.**: s. 6.3, Beziehungsaufbau, Tragfähigkeit der Entscheidung zur OP; **4.**: Sozialarbeiter, Klinikbetreuer; **5.**: Sozialdienst; **6.**: Alkoholprobleme, Depression, Ängste, Rückzugstendenzen, Suizidgedanken, ökonomische Probleme

7.4 Internet-Kontaktadressen

www.fahl.de (Firma Fahl, Medizintechnik)

www.kehlkopfoperiert-bv.de (Bundesverband der Kehlkopflosen und Kehlkopfoperierten e.V., Verbandszeitschrift „Sprachrohr", Informationen zu Ansprechpartnern vor Ort)

www.krebshilfe.de (Deutsche Krebshilfe – Aufklärung, Beratung, TV-Tipps, Broschüren und Videos; „Blaue Reihe"- Ratgeber mit PDF-Download-Möglichkeit)

www.krebsinformation.de (Krebsinformationsdienst (KID) in Heidelberg, Schmerztelefon, Informationen, Aufklärung, Deutsches Krebsforschungszentrum)

www.argekrebsnw.de (Arbeitsgemeinschaft Krebsbekämpfung, Reha-Möglichkeiten)

www.inkanet.de (Informationsnetz für Krebskranke und deren Angehörige)

www.krebs-kompass.de (Informationen zum Thema Krebs allgemein)

www.nakos.de (Nationale Kontaktstelle für Selbsthilfegruppen)

www.krebs-webweiser.de (Informationen für krebserkrankte Menschen)

www.servox.de (Firma Servox, Medizintechnik)

www.irl-institut.de (Institut zur Rehabilitation Laryngektomierter, Informationen zur logopädischen Therapie, Schulungen, Literatur)

www.neue-stimme.de (Firma Bess, Medizintechnik)

www.atosmedical.com (Firma Atos, Medizintechnik)

www.dkfz-heidelberg.de (Deutsches Krebsforschungszentrum)

www.medizinauskunft.de (Umfassendes Verzeichnis von Selbsthilfegruppen)

www.dbl-ev.de (Deutscher Bundesverband für Logopädie e.V.; Logopädensuchverzeichnis)

www.krebsregister.nrw.de (Nordrhein-westfälisches Krebsregister)

7.5 Literaturverzeichnis

- Ackerstaff, A., Hilgers, F.J. (1997): Folgen der totalen Laryngektomie mit besonderer Berücksichtigung der Rehabilitation von Stimme und unteren Luftwegen. HNO 45: 97-104
- Blom, E. (2000): Tracheooesophagal voice restoration: Origin – Evolution – State of the art. Folia Phoniatr Logop 52: 14-23
- Bockhorst, V. (2003): Stimmrehabilitation nach Laryngektomie. Bielefeld, Magisterarbeit Klinische Linguistik
- Boenninghaus, H.-G., Lenarz, T. (2000, 11. Aufl.): HNO-Heilkunde. Berlin: Springer
- Böhme, G. (2003, 4. Aufl., Hrsg.): Sprach-, Sprech- und Stimmstörungen, Band 1 Klinik. Stuttgart: Fischer
- Böhme, G. (2006, 4. Aufl., Hrsg.): Sprach-, Sprech- und Stimmstörungen, Band 2 Therapie. Stuttgart: Fischer
- Böhnke, H., Spiecker-Henke, M. (1997): Anbildung der Ösophagusstimme. SSG 21, 20-22
- Bohinc, V. (2004): Eine prospektive Studie zur Wertung verschiedener Methoden der Stimmrehabilitation nach Laryngektomie. Tübingen: Univ., Diss.
- Bonkowsky, V., Wollenberg, B., Siefert, A., Zimmermann, F. (2003): Malignome des Kehlkopfes. Manual Kopf-Hals-Malignome. Tumorzentrum München: W. Zuckschwerdt Verlag
- Bootz, F. (2000, Hrsg.): Leitlinien der deutschen Gesellschaft für Hals-Nasen-Ohren-Heilkunde, Kopf- und Halschirurgie: Onkologie des Kopf-Hals-Bereiches. HNO 48: 104-118
- Brown, D.H., Hilgers, F. et al. (2003): Postlaryngectomy voice rehabilitation: State of the Art at the Millenium. World Journal of Surgery 27: 824-831, published online
- Brügge, W., Mohs, K. (1996): Therapie funktioneller Stimmstörungen. Übungssammlung zu Körper, Atem, Stimme. München: Ernst Reinhardt
- Büttner, C., Quindel, R. (2005): Gesprächsführung und Beratung. Heidelberg: Springer
- Burgstaller-Gabriel, H. (1986): Die körpereigene stimmliche Rehabilitation von Kehlkopflosen. In: Kattenbeck, G. (Hrsg.): Laryngektomie – Krebsangst, Therapie, Selbsthilfe. S. 65-96. München: Tuduv
- Carr, M. (2000): Communication after laryngectomy. Otolaryngology-Head and Neck surgery, Vol 122 (1): 39-43
- Casper, J.K., Colton, R.H. (1998): Clinical manual for laryngectomy and head/neck cancer rehabilitation. San Diego-London: Singular
- Clausen-Söhngen, M. (2001): Unveröffentlichtes Skript zur Fortbildung „Logopädische Beratung und Transaktionsanalyse“
- Clausen-Söhngen, M. (2002): Die andere Seite: Vom Umgang mit psychischen Aspekten in der logopädischen Stimmtherapie. SSG 26: 14-20
- Clausen-Söhngen, M. (2005): Beratung in der logopädischen Arbeit: Beratend handeln – behandelnd beraten. Forum Logopädie 19 (2): 24-27
- Coblenzer, H., Muhar, F. (1987): Atem und Stimme. Wien: Österreichischer Bundesverlag
- Cornu, A.-S. et al. (2003): Voice rehabilitation after laryngectomy with the Provox voice prosthesis in South Africa. Journal of Laryngology and Otology 17 (1): 56-59
- Dahmer, H., Dahmer, J. (1992, 3. Aufl.): Gesprächsführung – eine praktische Anleitung. Stuttgart: Thieme
- Delank, K.W., Stoll, W. (2000): Moderne Diagnostik bei Kehlkopftumoren. Ein Überblick. Dtsch. Mediz. Wochenzeitschrift 125: 1169-1172
- Deutsche Krebshilfe e.V. (2005): Rachen- und Kehlkopfkrebs. Die blauen Ratgeber 11. Bonn (Mitarbeit Steiner, W., Kruse, E., Hess, C.F.)

- Dicks, P. (2004): Aktivierte Aufrichtung – Elemente der Dispokinesis in der Stimm- und Sprechtherapie. L.O.G.O.S. Interdisziplinär 12 (2): 115-124
- Dicks, P., Manter, U. (2006): Laryngektomie. In: Siegmüller, J., Bartels, H. (Hrsg.): Leitfaden Sprache – Sprechen – Stimme – Schlucken. S. 391-406. München, Jena: Verlag Elsevier, Urban & Fischer
- Dietrich, G. (1991, 2. Aufl.): Allgemeine Beratungspsychologie. Göttingen: Hogrefe
- Dietz, A. (2004): Epidemiologie des Kehlkopfkarzinoms. Laryngo-Rhino-Otol 83: 771f.
- Dommerich, S. et al. (2003): Funktionelle Ergebnisse von Stimmprothesen und Ösophagusersatzstimme bei laryngektomierten Patienten. Universität Rostock. Vortrag DGPP
- Drews, R. (2002): Die elektronische Sprechhilfe im Wandel der Zeit. Forum Logopädie 16 (2): 20-24
- Dünne, A.-A., Werner, J.A. (2005): Supportive Maßnahmen nach Laryngektomie. Focus Onkologie, Fortbildung ASO, 56-58
- Eckel, H.E., Hagen, R., Lichtenberger, G. et al. (2004): Rehabilitationskonzepte nach Laryngektomie. Laryngo-Rhino-Otol 83: 780ff
- Foertsch, J., Weiße-Albrecht, A. (1996): Wegweiser für Kehlkopflose. Köln: IRL
- Freudenberg, E. (1990): Der Krebskranke und seine Familie: einander verstehen, einander helfen. Stuttgart: Trias
- Glunz, M., Schmitz, E. (1996): Shuntventil – Begegnung mit der dritten Art. Forum Logopädie 1996 (5): 5-9
- Glunz, M., Reuß, C., Schmitz, E., Stappert, H. (2004): Laryngektomie – Von der Stimmlosigkeit zur Stimme. Berlin, Heidelberg: Springer
- Glunz, M., Stappert, H. (2006): Laryngektomie. Ein Ratgeber für Menschen ohne Kehlkopf, Angehörige, Ärzte, pflegerische und therapeutische Berufe. Idstein: Schulz-Kirchner
- Grohnfeldt, M. (1994, Hrsg.): Handbuch der Sprachtherapie, Band 7 Stimmstörungen. Berlin: Edition Marhold
- Grohnfeldt, M. (2001, Hrsg.): Lehrbuch der Sprachheilpädagogik und Logopädie, Band 2. Stuttgart: Kohlhammer
- Gross, M. (2006): Stimmrehabilitation nach Laryngektomie. In: Böhme, G. (4. Aufl., Hrsg.): Sprach-, Sprech- und Stimmstörungen, Band 2 Therapie. Stuttgart: Fischer
- Hagen, R. (1997): Operative Verfahren zur Wiederherstellung des Sprechvermögens nach totaler Laryngektomie. SSG: 21, 7-12
- Hagen, R. (2005): Chirurgische Stimmrehabilitation nach Laryngektomie. HNO 52: 602-611
- Halmheu, M. (2002): Die elektronische Sprechhilfe Servox digital. Logos Interdisziplinär 10 (4): 288-290
- Hammer, S. (2006, 2. Aufl.): Stimmtherapie mit Erwachsenen. Berlin: Springer
- Herbst-Rietschel, W. (2006, 2. Aufl.): Dysphagie – Schluckstörungen nach Schlaganfall und Schädel-Hirn-Trauma (SHT). Ein Ratgeber für Betroffene. Idstein: Schulz-Kirchner
- Hilgers, F. et al. (1995): Stimmrehabilitation nach Laryngektomie mit der Provox-Stimmprothese. HNO 43: 197-201; 261-26
- Hilgers, F.J.M., Ackerstaff, A. (2000): Comprehensive Rehabilitation after total laryngectomy. Folia phoniatr Logop 52: 65-73
- Horlitz, S. (1994): Der kehlkopflose Patient und seine möglichen Schwierigkeiten. Forum Logopädie 1994 (4): 7-8
- Hotzenköcherle, S. (2007, 2. Aufl.): Funktionelle Dysphagie-Therapie. Edition Steiner. Idstein: Schulz-Kirchner
- Hullmann, A. (2003): Behandlungsmodalitäten nach Larynxkarzinom. Köln: Univ., Diss.
- Hummel, J. (1999): Stimmprothesen in der sprachlichen und sozialen Rehabilitation nach Laryngektomie – Vergleich der Provox 1 mit der Provox 2 Stimmprothese. Hamburg: Univ., Diss.

- IRL (Hrsg.), div. Autoren (1988): Maligne Kehlkopftumoren – Ursachen, Diagnose und Therapie. Sonderdruck aus: Krankenpflege-Journal, Nr. 7-8/1988. Köln
- IRL (Hrsg.), div. Autoren (1997): Interdisziplinäre Zusammenarbeit in der Rehabilitation nach Laryngektomie. Sonderdruck aus: SSG 1/97. Köln
- IRL (Hrsg.), div. Autoren (2005): Kompendium Tracheotomie & Laryngektomie. Troisdorf: Servox AG (Multimedia DVD)
- Kischk, B. (1995): Beurteilung der Ersatzstimme nach totaler Laryngektomie. Berlin: VWF Verlag
- Kleinsasser, N.H. (2003): Neue und bewährte Wege der Stimmrehabilitation. Manual Kopf-Hals-Tumoren. Tumorzentrum München: Zuckschwerdt Verlag
- Koscielny, S. (2005): Wiederherstellende Verfahren nach Kehlkopfexstirpation. Laryngo-Rhino-Otol 84 (Supplement 1): 221-227
- Koss, A. (2004): Untersuchungen zur Stimmrehabilitation nach Laryngektomie mit und ohne Stimmprothesen. Hannover: Med. Hochschule, Diss.
- Kürvers, A. (1985): Sprechen ohne Kehlkopf. Köln: Hassheider (Broschüre)
- Kürvers, A. (1999): Larynxtransplantation – neue Wege zur Rehabilitation kehlkopfektomierter Menschen? Die Sprachheilarbeit 1999 (1): 47-49
- Kürvers, A. (1997): Sprachtherapie bei Laryngektomie. Europäischer Verlag der Wissenschaften. Frankfurt am Main: Peter Lang
- Kukla, J.-U. (2006): Zurück ins Leben – Ein Kehlkopfloser erzählt. Norderstedt: Books on Demand GmbH
- Lamprecht, A. (1986): Zur Qualität der Ructusstimme nach Pharyngo-Laryngo-Ösophagektomie. Laryngo-Rhino-Otol. 65: 277-281
- LeShan, L. (1995): Diagnose Krebs, Wendepunkt und Neubeginn. Stuttgart: Klett-Cotta
- Lichtenberger, G. (2001): Advances and refinements in surgical voice rehabilitation after laryngectomy. Eur Arch Otorhinolaryngol 258: 281-284
- Lotter, M., Sundermann, B., Zuncke, B. (2001): Praxis LE – Problemorientiertes Handbuch für die therapeutische Arbeit mit Kehlkopflosen. Köln: IRL
- Luckhaupt, H. (2000): Geschichte der Kehlkopf- und Trachealchirurgie. Laryngo-Rhino-Otol 79: 657-658
- Maddalena, H. de (2000): Psychologische Betreuung von Tumorpatienten in der Nachsorge. Laryngo-Rhino-Otol 79: 669-670
- Maddalena, H. de, Zalaman, I.M. (1988): Lebensqualität, Krankheitsbewältigung und psychologische Aspekte bei der Betreuung von Patienten mit malignen Tumoren im Kopf-Hals-Bereich. Krankenpflegejournal 26: 310-314
- Maddalena, H. de, Pfrang, H., Schohe, R., Zenner, H.-P. (1991): Sprachverständlichkeit und soziale Anpassung bei verschiedenen Stimmrehabilitationsmethoden nach Laryngektomie. Laryngo-Rhino-Otol. 70: 562-567
- Maddalena, H. de (1997): Psychologische Aspekte in der Rehabilitation von Laryngektomierten. SSG 21: 35-39
- Maddalena, H. de, Zalaman, I. (2002): Zur Lebensqualität von Laryngektomierten. Forum Logopädie 16 (6): 16-21
- Marek, A. (1999): Angst – Aggression – Verarbeitung mit der Stimme der Seele. Seelische Probleme nach Kehlkopfentfernung. Köln: IRL (Broschüre)
- Meier, H., Johannsen, H.S. (1995, Hrsg.): Stimmrehabilitation nach Laryngektomie. Ulm: Verlag Phoniatrische Ambulanz der Universität
- Meuret, S. (2005): Stimmrehabilitation nach Laryngektomie. Leipzig: Medizinische Fakultät Universität, Diss.

- Middendorf, I. (1988): Der erfahrbare Atem. Paderborn: Junfermann
- Motzko, M., Mlynczak, U., Prinzen, C. (2004): Stimm- und Schlucktherapie nach Larynx- und Pharynxkarzinomen. München: Elsevier
- Netherlands Cancer Institute (1992, Hrsg.): Indwelling voice prostheses for voice restoration after total laryngectomy: Speech therapy. Amsterdam (Program Book)
- Netherlands Cancer Institute (2003, Hilgers, F., Hrsg.): A practical guide to post-laryngectomy vocal and pulmonary rehabilitation including the Provox System. Amsterdam
- Neumann, A., Schultz-Coulon, H.-J. (2000): Management von Komplikationen nach prothetischer Stimmrehabilitation. HNO 48: 508-516
- Nolda, H. (1979): Stimme und Sprechen ohne Kehlkopf: Übungssystem. Köln: Scriba Verlag (mit MC)
- Pascher, W., Röhrs, M. et al. (1989): Konzept einer ganzheitlich orientierten komplexen Rehabilitation von Laryngektomierten. HNO 37: 92-99
- Pawlowski, K. (2005): Konstruktiv Gespräche führen. München: Ernst Reinhardt Verlag
- Pöhner, J. (2006): Du kannst ja wieder lachen! Kehlkopfkrebs – mein Leben danach. Aachen: Karin Fischer Verlag
- Ramirez, M.J. et al. (2001): Surgical voice restoration after total laryngectomy: long term results. Eur Arch Otorhinolaryngol 258: 463-466
- Reitmeier, M. (2003): Sozialrechtliche und arbeitsmedizinische Versorgung. Manual Kopf-Hals-Malignome. Tumorzentrum München: W. Zuckschwerdt Verlag
- Reuß, C. (1995): Krankheit, Sterben und Tod im Berufsalltag der LogopädInnen. Forum Logopädie 1995 (4):18-19
- Reuß, C., Tisch, W. (1995): Therapeutisch provozierte Stimmlosigkeit nach Laryngektomie? Forum Logopädie 1995 (4): 16-17
- Reuß, C. (1997): Die elektronische Sprechhilfe. SSG 21: 26-29
- Rogers, C. (2002): Die nicht-direktive Beratung. Frankfurt am Main: Fischer Taschenbuch
- Rosanowski, F., Schuster, M. et al. (2003): Selbst- und Fremdbewertung der tracheoösophagealen Ersatzstimme Laryngektomierter. Rostock, DGPP Tagung (vorläufige Vortragsfassung)
- Rößler, L., Schüle, K. (2002): Shunt-Ventile. Chirurgische und logopädische Stimmrehabilitation. Köln: IRL (Broschüre)
- Sautter-Bihl, M.L., Bamberg, M. (1996): Strahlen für das Leben. Tübingen: Universitätsklinik (Broschüre)
- Schädel, A. et al. (2002): Gesundheitsbezogene Lebensqualität Laryngektomierter mit Stimmventilprothesen. Forum Logopädie 16 (6): 22-27
- Schäfer, P., Klützke, N., Schwerdtfeger, P. (2001): Prothetische Stimmrehabilitation nach Laryngektomie. Laryngo-Rhino-Otol 80: 677-681
- Schiefer, J., Hagen, R. (2000): Rehabilitation laryngektomierter Patienten. Onkologe 6: 36-43
- Schindelmeiser, J. (2005): Anatomie und Physiologie für Sprachtherapeuten. München, Jena: Elsevier
- Schmid, L., Reitmeier, M., Selen, H.A. (2003): Rehabilitation nach Therapie von Kopf-Hals-Malignomen. Tumorzentrum München: Zuckschwerdt Verlag
- Schönweiler, R. (1997): Hilfsmittel für Laryngektomierte. SSG 21: 30-34
- Schübel, R. (1987, Regie): Der Indianer – Dokumentarfilm über den an Kehlkopfkrebs erkrankten Leonhard Lentz. Unveröffentlichter Video-Mitschnitt einer Fernsehsendung (95 min). ZDF
- Schüle, K., Rößler, F. (2005): Stimmrehabilitation nach LE mittels elektronischer Sprechhilfe. Köln: IRL (Broschüre)
- Schultz-Coulon, H.-J. (1993): Ärztliche Nachbetreuung von Laryngektomierten mit Stimmprothese. Sonderdruck aus HNO 41: 597-608

- Schultz-Coulon, H.-J., Beniers, J.P. (1993): Stimmprothese – warum? SSG 17: 89-94
- Schuster, M., Toy, H. et al. (2005): Lebensqualität und Stimmbeeinträchtigung Laryngektomierter mit Stimmventilprothesen. Laryngo-Rhino-Otol 84: 101-107
- Seidner, W., Eysholdt, U. (2005): Rehabilitation nach Tumorchirurgie des Kehlkopfes. In: Wendler, J., Seidner, W., Eysholdt, U. (Hrsg.): Lehrbuch der Phoniatrie und Pädaudiologie. Kap. 13, 204-215. Stuttgart, New York: Thieme
- Seinsch, W. (2001): Laryngektomie, ein auslaufendes Therapieverfahren? Laryngo-Rhino-Otol 80: 674-676
- Simonton, O.C., Simonton, St.M. (1996): Wieder gesund werden. Hamburg: Rowohlt
- Singer, S. (2002): Wie ist die Lebenssituation von Menschen nach Verlust des Kehlkopfes? Signal 2: 20
- Snidecor, J.C. (1981, Hrsg.): Sprachrehabilitation bei Kehlkopflosen. Stuttgart: Hippocrates
- Spiecker-Henke, M. (1997): Kehlkopflosigkeit: Ein Schicksal mit tiefen Einschnitten in die Lebenswelt des Betroffenen. SSG 21: 2-6
- Springer, L., Zückner, H., Team der Logopädenlehranstalt Aachen (2005): Empfehlende Ausbildungsrichtlinie für die staatlich anerkannten Logopädieschulen in NRW. Im Auftrag des Ministeriums für Arbeit, Gesundheit und Soziales, Internetabruf www.mags.nrw.de (pdf-Datei)
- Streckfuß, A. (2004): Posttherapeutische Stimmqualität bei Patienten mit glottischem Larynxkarzinom. Laserchirurgie versus Bestrahlung. Leipzig: Univ., Diss.
- Tack, J.W., Schutte, H.K. et al. (2004): Quantitative evaluation of a voice producing element. (Unveröffentlichtes Internetpaper)
- Tausch, A.M. (1981): Gespräche gegen die Angst. Hamburg: Rowohlt
- Tausch, A.M., Tausch, R. (1983): Wege zu uns. Hamburg: Rowohlt
- Tausch, R. (1996): Hilfen bei Stress und Belastung. Hamburg: Rowohlt
- Thomas, J., Robert, L.K. (2005, 4. Aufl.): Looking forward. The speech and swallowing guide book for people with cancer of the larynx and tongue. New York: Thieme
- Tisch, M., Lorenz, K.J., Störrle, E., Maier, H. (2003): Lebensqualität laryngektomierter Patienten nach chirurgischer Stimmrehabilitation. HNO 51: 467-472
- Torn, M. van der et al. (2006): Analysis of failure of voice production by a sound-producing voice prosthesis. Journal of Laryngology & Otology. (Abstract)
- Union International Contre le Cancer (UICC) (1979): TNM-Klassifikation der malignen Tumoren. Berlin, Heidelberg: Springer
- Wendlandt, W. (2003): Veränderungstraining im Alltag. Stuttgart: Thieme
- Wendlandt, W. (2002): Therapeutische Hausaufgaben. Stuttgart: Thieme
- Wendler, J., Seidner, W., Eysholdt, U. (2005, 4. Aufl.): Lehrbuch der Phoniatrie und Pädaudiologie. Stuttgart, New York: Thieme
- Winklmaier, U. (2007): Dichtheitsverhalten blockbarer Trachealkanülen. Experimentelle Untersuchungen von Kanülen verschiedener Hersteller. Online-Publikation: www.schulz-kirchner.de
- Wirth, G. (2002, 4. Aufl.): Stimmstörungen. Köln: Deutscher Ärzte Verlag
- WMK Berlin „Wenn die Zeit des Schweigens kommt" – Regie: Kottusch, W. Unveröffentlichter Video-Mitschnitt einer Fernsehsendung (45 min). Südwestfunk
- Zenner, H.P., Pfrang, H. (1985): Ein einfacher Sprachverständlichkeitstest zur Beurteilung der Stimmrehabilitation des Laryngektomierten. Laryngo-Rhino-Otol. 64: 271-276

7.6 Tabellen- und Abbildungsverzeichnis

7.7 Schlagwortverzeichnis

7.8 Glossar

A	Abusus	Missbrauch
	adjuvant	unterstützend
	Anamnese	Vorgeschichte des Kranken und der Krankheit
	Artikulation	Lautbildung, Aussprache
	Aspiration	Verschlucken von Nahrung oder Speichel in die Lunge
B	benigne	gutartig
	Bestrahlung	Behandlung, bei der Krebszellen mit Strahlen zerstört werden
	Biopsie	Gewebeprobeentnahme
C	Candidabelag	Pilzbelag
	Chemotherapie	Wachstumshemmung von Tumorzellen im Organismus durch Verwendung von chemischen Substanzen
	Compliance	die Bereitschaft eines Patienten bei diagnostischen oder therapeutischen Maßnahmen effektiv und vertrauensvoll mit dem Behandler zusammenzuarbeiten
	Computertomografie	spezielles Röntgenuntersuchungsverfahren mit Schichtaufnahmen
	Coping	Krankheitsbewältigung
D	drainieren	entwässern, Ableiten von Flüssigkeiten (Drainage = Ableitung)
	Dysplasie	Zellveränderungen, die Vorstufen des Krebswachstums entsprechen
	Dyspnoe	Luftnot, besonders unter körperlicher Belastung entstehend
E	Endoskop	schlauchförmiges, bewegliches Untersuchungsinstrument
	Epithel	Deckgewebe
	Epithese	individuell angepasstes Hilfsmittel beim kehlkopflosen Patienten zur Tracheostomaabdichtung, (Beruf: EpithetikerIn)
	Epiglottis	Kehldeckel
	exophytisch	nach außen (über die Oberfläche hinauswachsend)
	Exzision	das Herausschneiden, Ausschneidung (chirurgische Entnahme)
F	Fernmetastase	Metastase, die nicht in der Nähe des Ersttumors (Muttergeschwulst) lokalisiert ist, siehe Metastase
	Fistel	Verbindung zwischen zwei Körperhöhlen oder Gängen und/oder der Haut
G	Glottische Ebene	Stimmlippenebene
	Grading	Einstufung des Differenzierungsgrades und Malignitätsgrades von Tumoren
H	HME	Wärme- und Feuchtigkeitstauscher (Heat and Moisture Exchanger), wird als „künstliche Nase“ auf dem Tracheostoma angebracht
	Histologische Untersuchung	Untersuchung von Gewebeproben
	Histologie/histologisch	Wissenschaft und Lehre vom Feinbau biologischer Gewebe

	Hygrometer	Luftfeuchtigkeitsmesser
	Hyperplasie	Vergrößerung eines Gewebes durch Zellwachstum
I	ICD	Internationale Klassifikation von Krankheiten (international classification of diseases)
	Inhalation	Einatmung von Heilmitteln, z.B. in Form von Dämpfen
	inkurabel	unheilbar
	in sano	im Gesunden entfernt
	Inspektion	Betrachtung des Kehlkopfes und der umgebenden Strukturen
	invasiv	bei Krebszellen: in das benachbarte Bindegewebe hineinwuchernd
	Inzidenz	Häufigkeit einer Erkrankung im Vergleich zur Gesamtbevölkerung einer definierten Region
K	Kanüle	gebogenes Rohr aus Metall oder Kunststoff, das über das Tracheostoma in die Luftröhre geführt wird, um die Atemwege frei zu halten
	Karzinom	Krebs
	Konsonant	Mitlaut
L	Laryngektomie	Kehlkopftotalentfernung
	Laryngoskop	Mikroskop zur Untersuchung des Kehlkopfes
	Laryngoskopie	Kehlkopfspiegelung
	Larynx	Kehlkopf
	Larynxexstirpation	komplette operative Entfernung des Kehlkopfes, syn. Laryngektomie
	LE	Abkürzung für Laryngektomie (operative Kehlkopfentfernung)
	Lymphe	Gewebsflüssigkeit
	Lymphknoten	Filter für das Gewebswasser (Lymphe) einer Körperregion
	Lymphstau	Ansammlung von Gewebsflüssigkeit
M	Magnet-Resonanz-Tomografie	Computergestütztes bildgebendes Verfahren der Tomografie (Schichtaufnahme), Abkürzung MRT
	maligne	bösartig
	Malignom	bösartige Geschwulst
	Metastase	Tochtergeschwulst
	Metastasierung	Absiedelung bösartiger Zellen oder Zellverbände
	Minimal invasiver Eingriff	operativer Eingriff mit Mikrowerkzeugen bei Schonung des umliegenden Gewebes
	Morbidität	Erkrankungsneigung
	Myotomie	Muskeldurchtrennung
N	Neck dissection	ein- oder beidseitige Entfernung der Halsweichteile
	Neopharynx	nach der totalen Laryngektomie neu entstandener Hypopharynxtrichter
	non in sano	nicht im Gesunden entfernt

O	Ösophagus	Speiseröhre
P	palliativ	lindernd
	Palpation	Tastuntersuchung des Kehlkopfes und der umgebenden Strukturen von außen
	Pathologie	Lehre von den abnormen und krankhaften Veränderungen im Organismus
	PE-Segment	(engl.) pharyngo esophageal segment; Übergang vom Pharynx zum Ösophagus, stimmgebendes Segment (s. 5.8.2)
	Pharynx	Rachen
	Phonation	Stimmgebung
	Phonochirurgie	chirurgische Maßnahme, die i.S. der phoniatrischen Grundsätze erfolgt
	postoperativ	nach der Operation
	prämorbid	vor der Erkrankung
	präoperativ	vor der Operation
	präventiv	vorsorglich
	Prognose	Vorhersage, Voraussicht auf den Krankheitsverlauf
	Pseudoflüstern	Flüstern ohne Luft aus der Lunge
	Pseudoglottis	synonym PE-Segment, auch Ersatzstimmlippe
R	Radiatio	siehe Bestrahlung
	Rehabilitation	Wiederherstellung, Eingliederung
	Residualtumor	verbleibender Tumor
	Ruktus	Rülpston (s. PE-Segment)
S	Sekret	Schleimabsonderung
	Shunt	Verbindungsweg
	Sonografie	Ultraschalluntersuchung
	Stoma	siehe Tracheostoma
	Stroboskopie	besondere Form der Laryngoskopie
	Subglottische Ebene	Ebene unterhalb der Stimmlippen
	Supraglottische Ebene	Ebene oberhalb der Stimmlippen
	Symptome	Krankheitszeichen
T	Trachea	Luftröhre
	Tracheostoma	operativ angelegte Öffnung der Luftröhre
	Tumor	Geschwulst
V	Vokal	Selbstlaut
X	Xerostomie	Gewebeveränderung nach Bestrahlung
Z	Zytostatika	Zellgifte, die in der Chemotherapie Einsatz finden